主编 罗兴洪 赵霞

中国药酒丛书

内科治疗用药酒

（第2版）

中国医药科技出版社

内 容 提 要

本书根据中医理论，收集了古今有关治疗感冒、肺结核、便秘、急性胃炎、动脉硬化、高血脂、心绞痛、冠心病、高血压、前列腺炎、肾结核、糖尿病、痛风、癌症等有关内科的药酒经方、验方、名方、秘方。每个酒方按【处方】【制法】【功能主治】【用法用量】【处方来源】为序排列，特殊情况还附有【附记】，各处方剂量均换算成现代重量和容量单位，配制方法一般按家庭配制法介绍，以利广大读者制作用以防病治病、保健强身，同时也可适用于医疗、科研和药酒生产者作参考。

图书在版编目（CIP）数据

内科治疗用药酒 / 罗兴洪，赵霞主编 . — 2 版 . — 北京：中国医药科技出版社，2018.1

（中国药酒丛书）

ISBN 978-7-5067-9735-1

Ⅰ . ①内… Ⅱ . ①罗… ②赵… Ⅲ . ①内科 – 疾病 – 药酒 – 验方 Ⅳ . ① R289.5

中国版本图书馆 CIP 数据核字（2017）第 284039 号

美术编辑 陈君杞

版式设计 锋尚设计

出版 中国医药科技出版社

地址 北京市海淀区文慧园北路甲 22 号

邮编 100082

电话 发行：010-62227427 邮购：010-62236938

网址 www.cmstp.com

规格 710 × 1000mm $^1/_{16}$

印张 $16^1/_2$

字数 272 千字

初版 2011 年 7 月第 1 版

版次 2018 年 1 月第 2 版

印次 2018 年 1 月第 1 次印刷

印刷 三河市国英印刷有限公司

经销 全国各地新华书店

书号 ISBN 978-7-5067-9735-1

定价 39.00 元

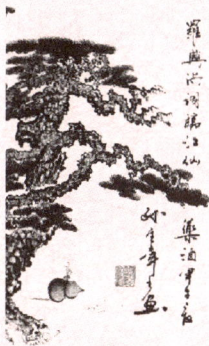

浸酒漤鑄就海名传
药罐共酒鑄醫海名传
家瓦古經轉雜頭青空囊
药籍依舊在空囊
古方代代用壺盡罕紅
經難雜症代盡罕紅
見病歧一黄症代舊頭青
药种通一黄盡罕紅在
曹酒常飮少飮黄用壺
洽愈酒多少飮一黄盡
治愈經酒多常飮
壇中病用壺

　　随着工作经历的增多和年岁的增长，喜交朋友的我，朋友也越来越多起来。朋友多了，就难免会时时聚聚，其间不乏好饮两杯者，也有不少酒后吟诗高歌之人、挥毫泼墨之士，与他们把酒言欢，也会偶沾一点文气，倒也其乐融融。

　　在相聚饮酒的朋友之中，遇到过两个与众不同的人。一个是"诗、书、画、印、文"五才皆备的邱教授，他每次聚会，都自带一瓶酱香型酒，他说，菜可以差点，但酒一定要喝好酒，喝差酒，伤身体，得不偿失。因此每次聚会，他都是旁若无人的喝自己的酒，因人人知道他这一习性，习以为常，见惯也就不惊了。喝酒要喝好酒，泡药酒也要用好酒，不过泡药酒还是以清香型的好，鲜有用酱香酒泡药酒者。

　　还有一位"老先生"，初次见面，见他红光满面、皮肤细嫩，满头乌发，油光可鉴，脸上绝无岁月留下的皱痕。我以为他是我的同龄人，哪曾想，他可是退休多年，年近古稀（70岁）的"老先生"。这位老先生每次参加聚会，总是带一瓶约二两装的自制药酒，大家饮酒时，他总是先喝了自带药酒，才根据聚会氛围，或多或少的饮用桌上的白酒。他说他自制药酒并天天饮用已十多年，现在感觉精神很好，身体功能犹如三四十岁之人，这些全得力于药酒之功。

今年年初我到海南出差，遇到在当地工作的一位朋友，他是 20 世纪 80 年代学西医出身，以前对中医并不怎么认同，后来随着年岁的增长，发现西医并不能解决一些体质问题。前几年我送了一本我编写的《古今药酒大全》给他，他研究了我那本《古今药酒大全》，从中选了一个方在家里泡酒，每天晚上小喝一杯，几年过去了，他发现自己又焕发了青春，现在感觉身体状况又回到了二三十岁时的样子。

当得知我所编写的书能给一些人带来健康和乐趣时，我从心里感觉到由衷的高兴。他在讲我为人类的健康做了一些贡献时，也讲那本书内容涉及面太广，对于一些不是学医学药的人来说，可能在选方时存在一定的难度，如果能将《古今药酒大全》分册出版就更好了。

因此我就计划重新编撰《中国药酒丛书》，我将《古今药酒大全》和 2011 年主编出版的《中国药酒系列丛书》文稿进行了认真的校对，并结合近些年我在药酒方面的研究和体会，对书稿进行了重新的增补、修改和调整。与第 1 版相比，作了如下修改：

❶ 分类更为规范合理。根据药酒的功能主治，将以前一些分类不合理的药酒，进行了重新调整，分类更趋合理，编排亦做了相应的改进。

❷ 在《内科治疗用药酒》一书中，增加了癌症用药酒一节。

❸ 对以前的一些错误进行了修改，如剂量单位、制法、药味、白酒量。

❹ 为了尊重原作者，同时也是为了读者查阅方便，每个药酒方均标明处方来源，对指导读者配制、生产和正确应用药酒具有重要意义。

❺ 根据读者的反馈意见，结合临床用药经验，对原版中一些内容进行了修改、补充和完善，使得一些内容更加简练、精准、新颖。

❻ 对书名进行了必要的调整，如将《风湿痹疼用药酒》改为《风湿骨伤用药酒》，将《养颜美容用药酒》改为《美容养颜妇儿用药酒》，通过这样的调整，书名更能体现内容，名实更为相符。

本丛书为一套五本，分别为《养生保健用药酒》《内科治疗用药酒》《风湿骨伤用药酒》《美容养颜妇儿用药酒》《皮肤外科用药酒》，这套药酒丛书所收载的药酒方种类齐全，制作方法除介绍现在家庭泡酒方法外，还保留了传统的制作药酒的方法，我希望本丛书能给读者朋友的养生保健带来帮助，并有助于药酒的科研工作者和中医药传统文化爱好者对我国药酒的研究。

我写作的目的一是为了学习，二是为了将以前的学习、工作、生活作一总结，三是为了更好地指导未来的学习、工作和生活。而"以工作为乐、以学习为乐、以助人为乐"一直是我的行为准则，故自号为三乐堂堂主。继承、宣传和弘扬中医药文化，让更多的人了解中医药、认识中医药、让中医药更好地为人类的健康事业服务，是我的夙愿。我希望读者阅读此书后，能够根据需要，选择一些合适的药酒方，在家里自制药酒，让中医药为我们的健康服务。然而因受知识面和写作水平所限，其中难免有失偏颇、错误遗漏之处，还望读者海涵和行家斧正。

兴 洪

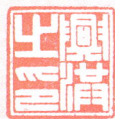

二〇一七年初秋于金陵

漫漫医海传药酒，铸就名家英雄。瓶瓶罐罐转头空，古籍依旧在，经方代代红。疑难杂症罕见病，中医尽显威风。一壶药酒频饮用，古今多少病，治愈酒坛中！

我与药酒结缘，是 1991 年在成都中医药大学读书时。我老家在川西农村，那里山高雨多，湿气较重，父老乡亲劳作艰苦，因风湿而腰膝酸软疼痛者甚众。于是我去请给我们上《方剂学》的方显树教授处方治疗。方教授认为治疗腰膝酸软疼痛需要较长的时间，为了服用方便，最好用药酒治疗。我拿着方教授开的药酒回去，患病乡亲们使用后均感效果很好，并在老家周围数十里流传，造福了一方百姓。我工作后，在南京、烟台等地，还用过这个药酒为人治疗，均有立竿见影之效。

但真正接触药酒是 1995 年我在四川省中医药研究院中医研究所工作时，那时我们单位的医院制剂中就有四五种药酒，用能装三五百斤酒的大瓷坛浸泡着，销量较好的有"骨科一号酒""骨科二号酒""风湿酒"等等。每个月我们都要分装一两次药酒送到药房销售，由于这些药酒安全、有效、使用方便，而深受患者青睐，常常供不应求。

也许是我与中医药真有着不解之缘，记得小学一年级的那个"六一"儿童节，我所获得的"三好学生"奖品就是图书《李时珍》，考大学时，在众多的学校与专业中，我考中了中药学专业。毕业后在四川省中医研究所工作了五年，从事中药的研究并有幸与许多名老中医接触，从而获得了向他们请教中医临床防病治病的良机。

2000 年我离开成都到南京、海南等地工作，但我一直没有放弃过对中医药的学习和研究，先后主持或参与研究开发了数个中药新药，并主编出版了《中药制剂前处理新技术与新设备》《中药制剂新技术与应用》《药食本草》《中国药酒精粹》《古今药酒大全》《活到天年的智慧》等与中医药有关的学术专著。特别是《中国药酒精粹》和《古今药酒大全》两书出版后，获得了广大读者的好评，同时也收到部分热心读者提出的宝贵意见和建议，并期待我有更多的作品问世。

应广大读者的要求，我们通过对药酒经方、时方、验方的收集整理研究，按照药酒的功能，分为《养生保健用药酒》《养颜美容用药酒》《风湿痹痛用药酒》《内科治疗用药酒》《皮肤外科用药酒》五大类编撰了此药酒系列丛书，希望能满足具有不同需求的人群，对其养生保健和防病治病有所裨益，同时也希望能对教学、临床、药酒制作和新药研究选方有所帮助，若此，则善莫大焉。但由于知识面和写作水平有限，时间也较为仓促，错误和疏漏之处在所难免，恳请广大读者批评斧正。

兴洪于北京安定门

2011 年夏

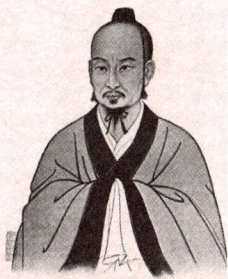

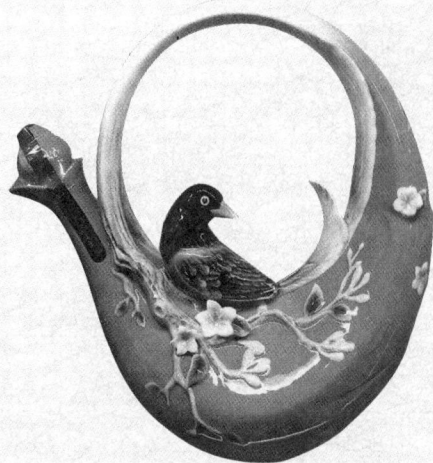

第三节　咳喘（喘息性支气管炎）用药酒 / 028

第四节　哮喘用药酒 / 034

第三章 消化系统常见疾病用药酒 ————
043

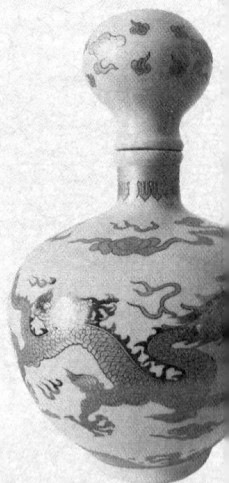

第八节　吐泻（急性胃肠炎）用药酒 / 067

第九节　胃及十二指肠溃疡用药酒 / 069

第十节　消化不良用药酒 / 071

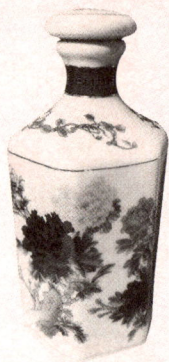

第四章　心脑血管常见疾病用药酒 —————— 093

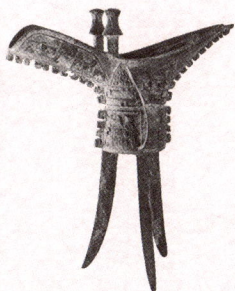

第一节　心痛（心绞痛）用药酒 / 094

第二节　心悸（惊悸怔忡）用药酒 / 096

第三节　胸痹（冠心病）用药酒 / 102

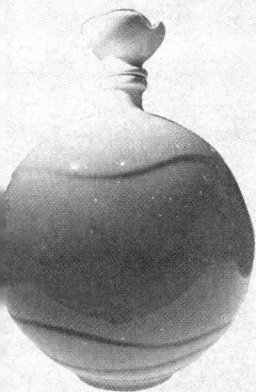

第五章　泌尿、生殖系统疾病用药酒 ——— 125

第一节　白浊（前列腺炎）用药酒 / 126

第二节　胞痹用药酒 / 127

第三节　睾丸炎用药酒 / 128

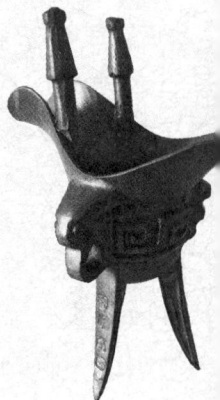

第六章　神经系统疾病用药酒 —— 151

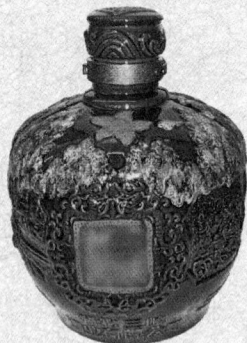

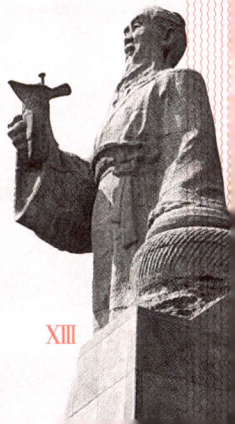

第八章　传染性疾病用药酒 ——————
185

第九章　癌症用药酒
203

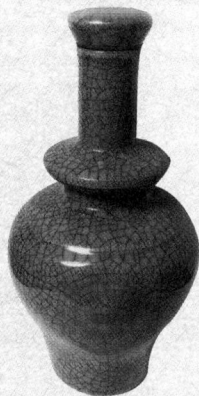

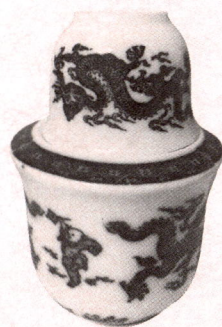

第一章 药酒总论

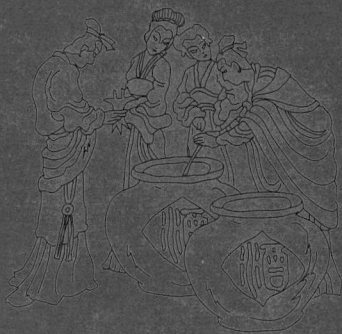

任何一种药材都不能直接应用于患者，必须制成适合于患者应用的形式，方能用以防病治病，这种形式即是剂型，药酒是一种传统的剂型。

药酒在《中国药典》中称为酒剂，系指药材用蒸馏酒提取制成的澄清液体制剂。

远在夏禹时代（公元前2000多年），我们的祖先就已学会酿酒，发现酒的作用，利用多种药物制成药酒治病，同时发现了曲（酵母），曲剂具有健脾开胃、消积化滞的功效。商代之前（公元前1766年），"伊尹以亚圣之才撰用神农本草，以为汤液"。可见现今仍在应用的汤剂、酒剂早在夏商时就已形成并应用。

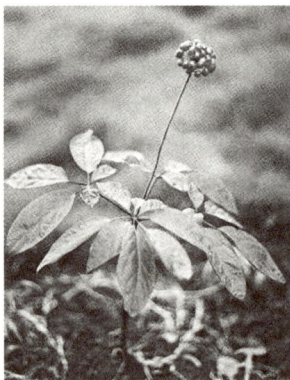

随着我国经济的发展、社会的进步，人们的保健意识不断加强，有许多人希望能在家里制作一些药酒，但不知道选择什么样的药材，使用什么样的酒，如何制作药酒，如何服用药酒，服用药酒应该注意哪些事项？为此我们按照药酒的功能分5本书介绍古今的一些药酒配方，即《养生保健用药酒》《美容养颜妇儿用药酒》《风湿骨伤用药酒》《内科治疗用药酒》《皮肤外科用药酒》，希望能对相信中医药、重视保健的人有所帮助。

一、使用药酒的优点

中国药酒的应用延绵数千年，且越来越多的人至今仍选用药酒，是因为药酒的许多独特的优点和特点。

1. 酒有协同作用，可以提高疗效

药酒是一种加入中药的酒，而酒本身就有一定的保健作用，它能促进人体胃肠活动，帮助消化吸收，增强血液循环，促进组织代谢，增加细胞活力作用。所以中医认为其性热，走而不守，既有调和气血、贯通络脉之功，又有振阳除寒、祛湿散风之效。

2. 有利于有效成分的溶出

酒是一种良好的有机溶媒，其主要成分是乙醇，有良好的穿透性，易于进入药材组织细胞中，可以把药材里的大部分水溶性成分以及水不能溶解、需用非极性溶解的有机物质溶解出来，能更好地发挥中药原有的综合作用，服用后又可借酒的宣行药势之力，促进药物疗效最大程度地迅速发挥。

3．适应范围广

可按不同的中药配方，制成各种药酒来治疗不同的病症，凡临床各科200余种常见病、多发病和部分疑难病症均可疗之。此外药酒既可治病防病，又可养生保健、美容润肤，还可作病后调养。日常饮用得当还可延年益寿。

4．口感好，人们乐于接受

一杯口味醇正、香气浓郁的药酒，既没有古人所说的"良药苦口"的烦恼，也没有现代打针输液的痛苦，给人们带来的是一种佳酿美酒的享受，所以人们乐意接受。

5．吸收迅速，起效快

饮用药酒后，吸收迅速，可及早发挥药效。因为人体对酒的吸收较快，药物之性（药力）通过酒的吸收而进入血液循环，周流全身，能较快地发挥治疗作用。

6．剂量小，便于服用

药酒方中，虽然药味庞杂众多，但制成药酒后，其药物中有效成分均溶于酒中，剂量较之汤剂、丸剂明显缩小，服用起来也很方便。

7．制作方便

药酒制作方便，只需要有能密封的合适容器，将药材浸泡在酒中密封最短7至15天即可制成，一般家庭均可以制作。

8．稳定性好

由于酒有防腐、消毒作用，可以防止细菌的滋生，提高药酒的稳定性。当药酒含乙醇40％以上时，可延缓许多药物的水解，增强其稳定性。

用酒浸药，不仅能将药物的有效成分溶解出来，使人易于吸收，由于酒性善行，能宣通血脉，还能借以引导药物的效能到达需要治疗的部位，从而提高药效。另外，药物酒渍不易腐坏，便于保存，可以随时饮用。因此药酒为历代医家和患者所喜爱。

二、正确选用药材

目前的中药千差万别，所选择的中药如果不好，不仅不能起到治疗或养生保健的作用，反而还有可能对人体的健康有害。

1. 选择品质好的道地药材

道地药材是指在一特定自然条件、生态环境的地域内所产的药材，因生产较为集中，栽培技术、采收加工也都有一定的讲究，以致较同种药材在其他地区所产者品质佳、疗效好。道地，也代表了质量地道，也即功效地道实在，确切可靠。

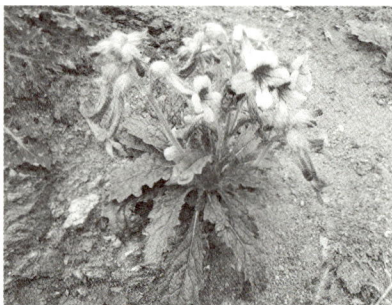

道地药材被视为古代中医辨别优质中药材的独具特色的标准，也是我国中药行业一个约定俗成的中药质量概念。

同种异地出产的药材，在质量上有明显差异，如人参、地黄、杜仲、当归等，产地不同药效差异很大，常把某地出产的药材称为"道地药材"，而其他产地出产的则叫"非道地药材"；产于浙江的贝母，叫浙贝母、大贝母或象贝母，长于清肺祛痰，适用于痰热蕴肺之咳嗽；而产于四川的川贝母，长于润肺止咳，治疗肺有燥热之咳嗽、虚劳咳嗽。选用泡药酒用的中药材时，尽可能选用道地药材。常常得到人们赞誉的如甘肃的当归，宁夏的枸杞子，四川的黄连、附子，内蒙古的甘草，吉林的人参，山西的黄芪、党参，河南的牛膝、地黄、山药、菊花，江苏的苍术，云南的茯苓、三七等。

2. 选择规范的炮制品

中药通过炮制，可以起到如下作用。

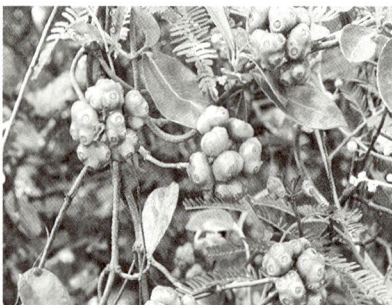

（1）增强疗效：活血通络、调经止痛、祛风除湿之药多用酒制以助归经入血分增效，如当归、川芎、威灵仙等；疏肝理气、活血祛瘀、行气止痛之药多用醋制入肝以助功效，如元胡、香附、柴胡、乳香等；强腰膝、补肝肾、固精壮阳、滋阴泻火之药多用盐制下行入肝肾以增药效，如杜仲、巴戟天、小茴香、知母等；止咳化痰、温胃止呕之药多用姜制，以助归脾胃经增效，如黄连、竹茹、厚朴、草果等。

（2）降低毒副作用：川乌、草乌、附子、马钱子生用有毒，经用辅料甘草和黑豆煎煮加工后，可祛除其毒性，才能内服。

（3）改变药性：如生首乌有生津润燥、滑肠通便等作用，但经黑豆汁蒸煮后，却有补肝肾、益精血、乌须发的功能。

（4）有利于有效成分溶出：如石膏、自然铜、龙骨、牡蛎、石决明、穿山甲等，这类药物质地坚硬，难于粉碎，不便制剂和调剂，而且在短时间内也不易煎出有效成分，因此必须经过炮制，采用煅、煅淬、砂烫等炮制方法使质地变为酥脆，才易于粉碎，从而使有效成分易于煎出。

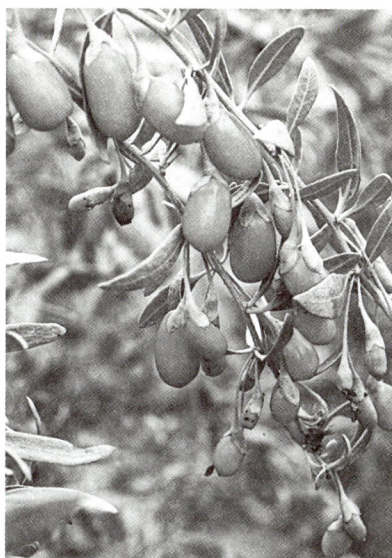

中医学认为，每种药物都具有一定的特性，或偏于寒或偏于热，或升或降，或苦或咸，或归经不同。利用此不同的特性，补偏救弊，调整机体阴阳气血的偏胜偏衰，恢复生理平衡而达治疗疾病的目的。这些不同的特性统称为药性理论，内容包括四气五味、升降浮沉、归经等，是药物本身固有的。然而，通过对中药进行加工炮制，或制其形，或制其性，或制其味，或制其质，可以调整或改变药性，或降其毒，或纠其偏，或增其效，或攻其专等，取其所需满足临床用药。

三、正确选用酒

古人的药酒与现代的药酒具有不同的特点：①古代药酒多以酿制的药酒为主；②基质酒多以黄酒为主，黄酒酒性较白酒为缓和。

一般来讲，现代家庭药酒的制作中，对于药酒基质酒的选择，应根据个人身体情况来选。通常认为浸泡药酒多以40°～60°的米酒或优质白酒较合适，对于专业药厂也多采用50%～60%的白酒。其依据是：乙醇浓度若过低则不利于中药材中有效成分的析出，而乙醇浓度过高，则可能导致水溶性成分难以溶出，且服用时因乙醇浓度太高而服用困难。对于酒量较小的人或病情的原因，也可以采取40°左右的低度白酒、黄酒、米酒或果酒为溶剂，但浸出的时间要适当延长，或复出次数适当增加，以保证药物中有效成分的溶出。

外用药酒度数可以偏高一些，用65°、70°或75°的均可，度数高有利于有效成分穿透皮肤、黏膜进入人体发挥作用。

四、家庭药酒的制作方法

首先要选择合适的容器，一般选择能密封的陶瓷罐、玻璃瓶等，因为这样的容器是惰性的，不会与酒或药物发生反应。盛装药酒的容器，一定要保证清洁干净，可以在盛装药酒前，用开水烫一烫，或用75％乙醇进行消毒。

家庭制作药酒，采用浸泡法。将炮制好的药材洗净，放入准备好的瓶或罐中，第一次加入8～10倍量的酒，密封浸泡7天以上，即可取出服用，在取出服用过程中，可以继续不断添加不超过10倍量的酒。而如果是外用药酒，则以3～5倍较好，这样制成的药酒浓度高，有利于外用时有足够的用药剂量，起到治疗作用。

所用药材如能切成薄片最好，如果泡酒容器比较大，药材本身比较小或是贵重的药材，如人参、天麻、虫草、贝母、阿胶、枸杞子等也可以不切片，直接放入，浸泡的时间稍微长一些即可，如浸泡半个月或一个月，再粗大的药材，其有效成分也基本可以浸出来了。

储存药酒的位置，应选在阴凉处，温度在10～25℃为宜，且放置位置的温度变化不应过大。同时，药酒不能与煤油、汽油及腥、臭等怪味较大、刺激味较浓或其他有毒物品放置在一起，避免药酒串味，影响服用。并注意防火，不要将药酒与蜡烛、油灯等物品放置一起。

夏季贮存药酒时，要避免药酒被阳光直接照射，因为药酒中有些成分遇到强光会发生分解。若被强烈的阳光直接照射，会造成药酒内有效成分的损失，使药物的功效降低。在冬季时，要避免药酒因受冻而变质，温度不应低于-5℃。

五、药酒的使用方法

药酒的使用方法，一般可分为内服和外用两种。但有的药酒既可内服，也可外用。外用法，一般按要求使用即可，但对于内服药酒，则需注意以下几点。

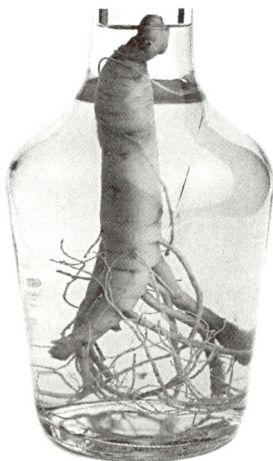

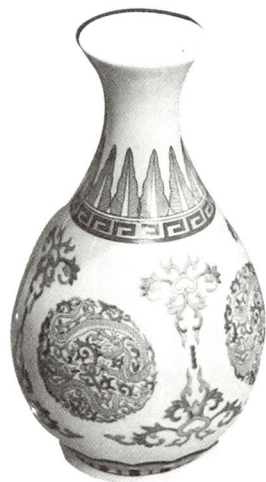

1．饮量适度

服用药酒，要根据本人的耐受力，适量饮用，一般每次饮用10～30ml即可。每日2～3次，或根据病情及所用药物的性质和浓度而做适当调整。总之饮用不宜过多且不能滥饮，要按要求而定。平时习惯饮酒的人服用药酒的量可稍高于一般人，但也要掌握好分寸，不能过度。少饮酒或不习惯饮酒的人服用药酒时则应从小剂量开始，循序渐进，逐步过渡到需要服用的量。而如果以用药剂量来考量，治疗类的药剂以每天相当于服用10～20g药的药酒较好，保健类长期服用的以5～10g药的药酒为度。外搽或外敷的，少量多次，尽可能多使用一些为宜。

对于这点比较重要，古今关于饮酒利害之争较多。宋代邵雍诗曰："人不善饮酒，唯喜饮之多；人或善饮酒，难喜饮之和。饮多成酩酊，酩酊身遂病；饮和成醺酣，醺酣颜遂酡。"这里的"和"即是适度、适量，不能太过，过则伤害身体，饮之太少，不及，由于达不到剂量，而不能起到治疗或养身的作用。

2．喝药酒的时间

前人一般认为酒不可以在晚上喝。《本草纲目》上讲："人知戒早饮，而不知夜饮更甚。既醉且饱，睡而就枕，热拥伤心伤目。夜气收敛，酒以发之，乱其清明，劳其脾胃，停湿生疮，动火助欲，因而致病者多矣。"由此可见，之所以不主张晚上饮酒，主要因为夜气收敛，一方面所饮之酒不能发散，热壅于胃，有伤心损目的可能性；另一方面酒本为发散走窜之物，又扰乱夜间人气的收敛和平静，伤人之和。此外，在关于饮酒的节令问题上，也存在两种不同看法。一些人从季节温度高低而论，认为冬季严寒，宜饮酒，以温阳散寒。

现在研究表明，药酒在晚上喝较好，服用后睡下，以助于药酒的吸收，并降低对脑的损伤，但最好在睡前两个小时服用。

3．喝酒的温度

一些人主张冷饮，也有一些人主张温饮。主张冷饮的人认为，酒性本热，如果热饮，其热更甚，易于损胃。如果冷饮，则以冷制热，无过热之害。元代医学家朱震亨说酒"理直冷饮，有三益焉。过于肺入于胃，然后微温，肺先得温中之寒，可以补气；次

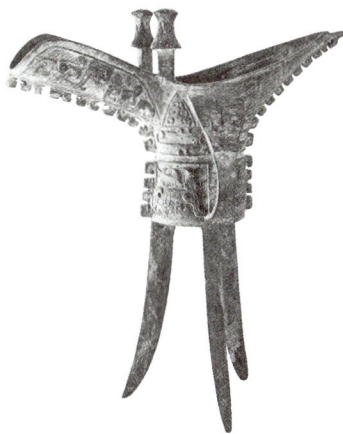

得寒中之温，可以养胃。冷酒行迟，传化以渐，人不得恣饮也。"但清人徐文弼则提倡温饮，他说酒"最宜温服""热饮伤肺""冷饮伤脾"。

实际上从临床的情况来看，酒虽可温饮，但不要热饮，热饮使酒的穿透力增强，对大脑的伤害较大，因此建议是常温服用。

4．辨证使用

根据中医理论，饮酒养生较适宜于老年人，气血运行迟缓的、阳气不振的，以及体内有寒气、有痹阻、有瘀滞的患者。药酒随所用药物的不同而具有不同的性能，用补者有补血、滋阴、温阳、益气的不同，用攻者有化痰、燥湿、理气、行血、消积等的区别，因而不可一概用之。体虚者用补酒，血脉不通者则用行气活血通络的药酒；有寒者用酒宜温，而有热者用酒宜清。特别是对于治疗性的药酒，更需要在临床医生的指导下辨证使用。

5．坚持饮用

由于在制作药酒时，常加药材10～20倍量的酒制作药酒，10ml药酒中只含0.5～1g药材，而常常每次服用在30～50ml，那相当于服用1.5～2.5g的生药，每天只能服用不足10g生药，而与一般常规每天服用20g生药相比，服用剂量较少。因此，为了能有效的保健和治疗，需要坚持饮用，古人认为坚持饮酒才可以使酒气相接。唐代大药学家孙思邈说："凡服药酒，欲得使酒气相接，无得断绝，绝则不得药力。多少皆以和为度，不可令醉及吐，则大损人也。"

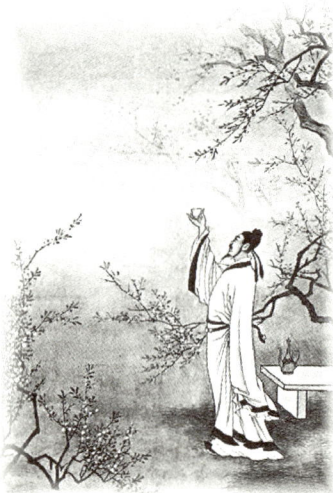

6．辨证使用

治疗药酒一定要适合病症，有针对性服用，不可几种治疗作用不同的药酒同时或交叉服用，以免影响疗效或引起不良反应。服补性药酒，也要适合自己的身体状况，要有针对性，不可乱饮，否则会适得其反，有碍健康。

7．要中病即止

用于治疗的药酒，在饮用过程中，应病愈即止，不宜长久服用，避免长期服用而造成对酒精的依赖性；滋补性药酒，也要根据自己的身体状况，适宜少饮，不可过量，以避免过量饮用而造成对身体的不必要的负担，未补却伤身。但对于养生保健用药酒，最好能长期服用。

六、服用药酒注意事项

酒本身就是药，也可以治病，与药同用，药借酒势，酒助药力，其效尤著，而且使适用范围不断扩大。因为药酒既有防病治病之效，又有养生保健、延年益寿之功，因而深受民众欢迎。但常人有云"是药三分毒"，药酒也不例外。如果不宜饮用或饮用不当，也会适得其反。因此注意药酒的各种禁忌和有节制的饮酒就显得尤为重要。

1. 适量而止

饮用时不宜过多，应适量饮用。凡服用药酒或饮用酒，要根据人的耐受力，要合理、适宜，不可多饮滥服，以免引起头晕、呕吐、心悸等不良反应。即使是补性药酒也不宜多服，如过量饮用含人参的补酒，可造成胸腹胀闷、不思饮食；多服了含鹿茸的补酒则可引起发热、烦躁，甚至鼻衄（即鼻出血）等症状。

2. 因人而宜

不宜饮酒的人不能饮用药酒。凡是药酒或饮用酒，不是任何人都适用的，不适用的，就要禁饮。如对酒精过敏的人群，还有孕妇、乳母和儿童等人就不宜饮用药酒，也不宜服用饮用酒。年老体弱者，因新陈代谢功能相对缓慢，饮酒时也应适当减量，避免给身体造成过重的负担。此外，对酒过敏的人或某些皮肤病患者也要禁用或慎用药酒。

3. 外用药酒，不能内服

凡规定外用的药酒，则禁内服。若内服的话，会引起头晕、呕吐，严重甚至会引起休克等不良反应，特别是含有剧毒中药的外用药酒，更不能内服。

七、药酒也可用水煎煮服用

制作药酒，一方面是有利于有效成分的浸出，提高疗效；另一方面则是为了使用方便。如果不会饮酒或不能饮酒的，可以选用相应的药酒方将药配齐后，直接用水煎煮服用，一样能达到治病防病的效果。

　　药酒是传统的有效剂型，在数千年的人类历史发展过程中，为我国人民的防病治病做出了较大贡献，我们需对流传下来的药酒进行去粗取精、去伪存真的筛选，并采用科学、规范的制作方法，才能使药酒发扬光大，为人类的健康事业作出更大的贡献。

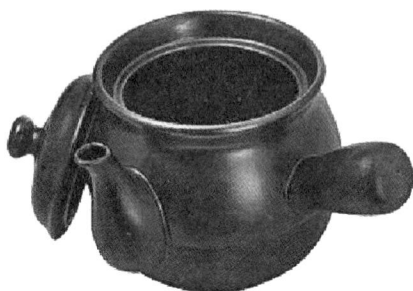

第二章

呼吸系统疾病用药酒

第一节
感冒用药酒

风豆羌活酒

〈处　　方〉羌活40g・防风40g・黑豆80g・白酒1.5L

〈制　　法〉将上3味药和白酒装入容器中，密封40日即成。备用。

〈功能主治〉祛风定痛。用于体虚感冒、排汗障碍、身痛。

〈用法用量〉口服：每次服10～20ml，每日早、晚各服1次。

〔处方来源〕《药物与方剂》

〈附　　记〉本方对体虚、外感风寒所致之风寒感冒有良效。

玉屏风酒

〈处　　方〉黄芪30g・党参20g・当归10g・白术10g・防风10g・桂枝10g・米酒1L

〈制　　法〉上药与米酒一起加入消毒后的输液瓶中密闭，最后放入锅中加热至100℃后置凉待用。

亦可将以上各药切片，加入白酒密封浸泡7～10天，即可。

〈功能主治〉益气固卫。用于改善机体免疫力，防治感冒。

〈用法用量〉口服：每次服50～100ml，日服3次，摇匀后服。

〔处方来源〕《国医论坛》2000，15（3）：33

〈附　　记〉研究表明，古方玉屏风散可以提高白细胞对病毒诱生干扰素的能力，并与感冒次数的减少相平行。在此基础上加入当归、党参、桂枝，制成酒剂，使其作用明显加强。有医院用本酒治疗阳虚型感冒82例，结果治愈75例，占91.5%，有效5例，占6.1%，总有效率97.6%。

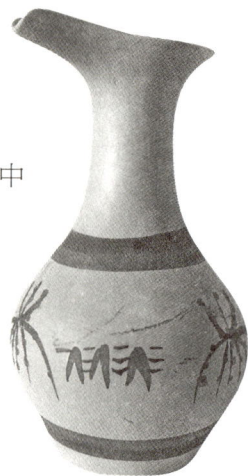

肉桂酒

〖处　　方〗肉桂10g • 白酒40ml

〖制　　法〗将肉桂研为细末，用温酒调服，或将细末投入白酒中浸泡2日后即可饮用。

〖功能主治〗温中补阳，散寒止痛。用于风寒感冒或阳虚外感。

〖用法用量〗口服：每日1剂，1次或分2次温服。

〖处方来源〗清·《费氏食养三种》

〖附　　记〗又《食治养志方》桂心酒，方以桂心30g（研细末），用白酒60ml调匀加热，分2次顿服，主治老人冷气心痛，激结气闷。又本方用白酒煎服治产后腹痛。又本方用白酒调和成膏状，外敷头顶上和额角，用治命门火衰、肢冷脉微、亡阳虚脱、腹痛腹泻、腰膝冷痛等症，效佳。

附子杜仲酒

〖处　　方〗杜仲（去粗皮、炙）50g • 仙灵脾15g • 独活25g • 牛膝25g • 附子（炮裂、去皮脐）30g • 白酒1L

〖制　　法〗将前5味切成薄片，置容器中，加入白酒，密封浸泡，7日后即可开取饮用。

〖功能主治〗补肝肾，强筋骨，祛风湿。用于感冒后身体虚弱、腰膝疼痛、行步困难。

〖用法用量〗口服：每次服10~20ml，日服3次。

〖处方来源〗《古今图书集成》

〖附　　记〗本症在老年性感冒患者中较为多见。用本药酒治疗，临床验证，用之颇有效验。

荆芥豉酒

〖处　　方〗豆豉250g • 荆芥10g • 黄酒250ml

〖制　　法〗将前2味与黄酒同煎10分钟，过滤去渣，收贮备用。

〖功能主治〗疏风散寒，解表除烦。用于外感风寒、发热无汗。

〈用法用量〉口服：随量温饮。

〈处方来源〉 民间验方

姜蒜柠檬酒

〈处　方〉生姜100g • 大蒜400g • 柠檬3~4枚 • 蜂蜜70g • 酒800ml

〈制　法〉先将大蒜蒸5分钟后切薄片，柠檬去皮后切薄片，生姜切薄片，与蜂蜜一起盛入容器中，加入白酒密封，浸泡3个月后，过滤去渣，即可饮用。

〈功能主治〉祛风散寒。用于风寒感冒。

〈用法用量〉口服：每日30ml，分2次服用。

> ⚠ 注意事项：不可过量饮用。

〈处方来源〉 民间验方

海桐皮酒

〈处　方〉海桐皮（削去表面上黑者，切成四寸长）50g • 白酒500ml

〈制　法〉将海桐皮、白酒和500ml水，煎煮成500ml，滤去药渣，备用。

〈功能主治〉疏风解表。用于治疗伤寒、时气、温病。

〈用法用量〉口服：一次服完。

> ⚠ 注意事项：服后应当吐出青黄汁，服数剂即愈。

〈处方来源〉 晋•《肘后备急方》

桑菊酒

〈处　方〉桑叶30g • 菊花30g • 连翘30g • 杏仁30g • 苇根35g • 桔梗20g • 甘草10g • 薄荷10g • 糯米酒2L

〈制　法〉先将前8味共捣碎，置容器中，加入糯米酒，密封、浸泡5日后，开取饮用。

〈功能主治〉清热解毒，疏风散热。用于风温病初起、邪客上焦、发热不重、微恶风寒、咳嗽、鼻塞、口微渴。

〔用法用量〕口服：每次服15ml，每日早、晚各1次。

〔处方来源〕清·《温病条辨》之桑菊饮，今改用酒浸

葱根姜酒

〔处　　方〕葱白头30g • 生姜30g • 食盐6g • 白酒50ml

〔制　　法〕将前3味共捣如糊状，再把酒加入调匀，然后用纱布包之。

〔功能主治〕辛温解表。用于外感风寒感冒。

〔用法用量〕外用：取药包涂搽前胸、背部、手足心及腋窝、肘窝处，以搽至局部皮肤发红为度。一般每次涂搽20分钟左右，然后让患者安卧。每日涂搽1次。

〔处方来源〕《新中医》1976，（1）：15

〔附　　记〕中医治疗感冒以发散为主要法则，葱白头和生姜性能发散风寒，加酒外搽皮肤，增强了邪从皮毛而解的作用。引自《百病中医熏洗熨擦疗法》验之临床，外治伤风、风寒、风热感冒共118例，均在用药1～2日内热退证失而告痊愈。本方对感冒初起者，用之甚验，但热而不恶寒者，欠佳。

葱豉酒

〔处　　方〕葱白3根 • 豆豉15g • 白酒300g

〔制　　法〕将葱白、豆豉与白酒同煎至半，过滤去渣，候温备用。

〔功能主治〕宣通卫气，发汗解肌，解烦热。用于外感风寒、恶寒发热、无汗、头痛、鼻塞、身疼而烦、脉浮紧。兼治冷痢腹痛、呕吐、泄泻。

〔用法用量〕口服：每次75g，每日2次，每日1剂（可根据酒量大小适量增减）。

❗ 注意事项：避风寒，忌生冷食物。

处方来源 明·《本草纲目》

〔附　　记〕又《偏方大全》葱豉黄酒汤，即本方去白酒、葱白改用30g，加黄酒50ml煎服，余同上。

感冒水（酊）

〔处　　方〕麻黄75kg · 葛根22.5kg · 荆芥穗22.5kg · 桂枝22.5kg · 黄芩30kg · 杏仁30kg · 羌活15kg · 防风15kg · 川芎15kg · 当归15kg · 白芷15kg · 桔梗15kg · 薄荷7.5kg · 石菖蒲7.5kg · 白酒300L

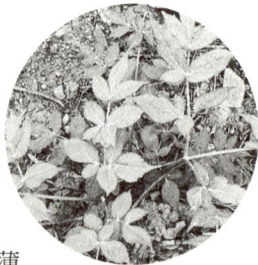

〔制　　法〕先将荆芥穗提油后，油尽后收取药液（麻黄可用麻黄膏代之，每500g麻黄膏合3.5kg麻黄，所以全料麻黄膏为10.75kg，杏仁用杏仁饼代之），再将麻黄膏用少量水溶解成稀膏，两种稀膏连同其他主药，用7倍量的80%乙醇回流2次，第1次4倍量回流3小时，第2次3倍量回流2小时，留取第1次回流药液为回流总乙醇量1/10，其余部分包括第2次浸的乙醇液，回流酒精并减压浓缩至40kg左右，加入等量95%乙醇与前留取液合并，调节总量与药材量相等，冷冻沉淀2～3天，以2层包布过滤，再冷冻2～3天，以4层蓝包布过滤，滤液在灌装前加入精油搅匀，测浓度后分装。每瓶内装15ml。

亦可将以上各药切片，加入白酒密封浸泡7～10天，即可。

〔功能主治〕疏风解热。用于内热感冒引起头痛、身热、骨节酸痛、鼻塞流涕、口苦咽干等症。

〔用法用量〕口服：每次服5ml，日服2次，不宜多服。

⚠ **注意事项：忌食生冷、辛辣厚味食物。**

处方来源 《中药制剂汇编》

〔附　　记〕本证系内有蕴热，外感风寒之里热外寒型感冒。本药酒有表里双解之功。

搐鼻药酒

〔处　　方〕白芷12g • 羌活12g • 荆芥12g • 北细辛6g • 蔓荆子6g • 藿香叶10g • 玄胡索10g • 牡丹皮10g • 白僵蚕10g • 风化硝15g • 二郎见15g • 白烧酒1L

〔制　　法〕先将前11味药加工粉碎盛入容器内，再加入白烧酒，密封浸泡，3天后启封，过滤去渣，即可使用。

〔功能主治〕活血祛风，扶正驱邪。用于预防流行性感冒，兼治伤风、风寒感冒。

〔用法用量〕外用：用棉签浸药酒，涂搽鼻黏膜、搐鼻，或用小玻璃装入30ml药酒，对着鼻孔搐吸。每日3次。

〔处方来源〕《中国当代中医名人志》

〔附　　记〕临床验之发现，凡感冒流行时，周围人用本药酒外用搐鼻，多数人可免罹患感冒。用于治疗伤风和风寒感冒，效果亦佳。

第二节
咳嗽（支气管炎）用药酒

山药酒II

〔处　　方〕鲜山药350g • 黄酒2L • 蜂蜜适量

〔制　　法〕先将山药洗净、去皮，切片，备用。再将黄酒600ml倒入砂锅中煮沸，放入山药，再煮沸后将余酒慢慢地添入，山药熟后，取出，在酒汁中再加入蜂蜜，煮沸即成。

〔功能主治〕健脾益气。用于虚劳咳嗽、痰湿咳嗽、脾虚咳嗽或泄泻、小便频数等症。

〔用法用量〕口服：每次服10ml，日服2次。

❗ **注意事项：外感咳嗽者忌服。**

〔处方来源〕民间验方

天天果酒

〈处　　方〉天天果（龙葵果）150g • 白酒500ml

〈制　　法〉将黑熟的天天果用白酒浸泡20～30日后，取酒备用。

〈功能主治〉清热解毒，利尿消肿，用于慢性支气管炎。

〈用法用量〉口服：每次服10ml，日服3次。

〔处方来源〕《吉林医药资料》1971，（1）：39

气嗽欲死酒

〈处　　方〉丹参15g • 干地黄15g • 川芎12g • 石斛12g • 牛膝12g • 黄芪12g • 白术12g • 肉苁蓉12g • 防风9g • 独活9g • 炮附子9g • 秦艽9g • 桂心9g • 干姜9g • 钟乳石18g • 白酒2L

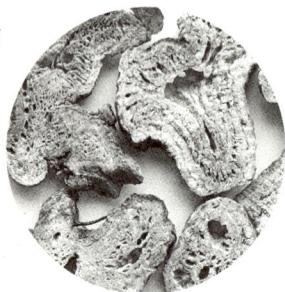

〈制　　法〉将上药切薄片或粗粒，置容器中，入白酒密封，浸泡7日，过滤去渣备用。

〈功能主治〉扶正祛邪。用于各种气嗽欲死（阳虚咳嗽）。

〈用法用量〉口服：每次服10～20ml，日服2次。重则饮量稍稍加之。

⚠ **注意事项：忌食桃、李、雀肉、生葱、猪肉、冷水和芫荽。**

〔处方来源〕明·《普济方》

〈附　　记〉本方用治气嗽，下焦冷结。

老鸹眼子酒

〈处　　方〉老鸹眼子（即鼠李仁）60g • 白酒500ml

〈制　　法〉将老鸹眼子加入白酒中浸泡5日备用。

〈功能主治〉止咳祛痰。用于慢性支气管炎、肺气肿。

〈用法用量〉口服：每次服10ml，日服3次。

〔处方来源〕《山东医药》1971，（2）：1

百部酒

〈处　方〉百部60g • 白酒500ml

〈制　法〉将百部洗净，切成片，烧热锅，放百部入锅炒熟，然后装入纱布袋内，扎紧袋口，将白酒，纱布药袋入酒瓶内，盖好盖，封口，浸泡7日即成。

〈功能主治〉润肺止咳。用于一切久咳、近咳。

〈用法用量〉口服：每次服20～30ml，日服3次。

〈处方来源〉宋·《圣济总录》，明·《本草纲目》

〈附　记〉以该酒于临睡前浸湿头发，再用布巾包裹束紧，可治头虱。体外试验证实，百部酒精液对多种致病菌，如肺炎球菌、人型结核杆菌等，都有不同程度的抑菌作用。

米腊参酒

〈处　方〉米腊参100g • 白酒500ml

〈制　法〉将上药切碎，置容器中，加入白酒，密封，浸泡7日后即成。

〈功能主治〉益气固本，通络止痛。用于咳嗽、哮喘、风湿性关节炎、骨折、跌打损伤、慢性肾盂肾炎、遗精。

〈用法用量〉口服：每次服5～10ml，日服2次。

〈处方来源〉《陕甘宁青中草药选》

〈附　记〉验之临床，上述各症，凡属气虚所致者，用之多效。

苏子酒

〈处　方〉家苏子（炒、研）30g • 白酒500ml

〈制　法〉上药盛绢袋内，浸酒中，浸泡10天即可，备用。

〈功能主治〉消痰下气，润肺止咳。用于外感咳嗽、有痰、咳痰不爽。

〈用法用量〉口服：每次服10ml，日服3次。

〈处方来源〉清·《寿世青编》

李家宰药酒

〈处　　方〉桃仁（去皮尖）150g • 杏仁（去皮尖）150g • 芝麻（炒熟）150g • 苍术200g • 白茯苓15g • 艾叶（揉去筋）15g • 薄荷15g • 小茴香15g • 荆芥50g • 白酒约5L

〈制　　法〉将上药共研细末，炼蜜和作1块，投入酒一大罐，煮至药团散为止，密封浸泡7日后，过滤去渣，备用。

〈功能主治〉祛痰止咳，平喘润燥，除膈气。用于虚寒性咳嗽。

〈用法用量〉口服：每次空腹服30～50ml，日服2次。

> ❗ **注意事项：不可过量。**

（处方来源）明·《扶寿精方》

龟肉酒

〈处　　方〉生龟3枚 • 曲酿秫4L

〈制　　法〉生龟3枚，去肠，以水5L，煮取3L，浸曲酿秫4L。

〈功能主治〉润肺止咳。用于治咳嗽日久、千方不效者，及四肢拘挛，或久瘫痪不收。

〈用法用量〉口服：每次服10～20ml，日服2次。

> ❗ **注意事项：外感风寒咳嗽者忌服。**

（处方来源）明·《本草纲目》

〈附　　记〉龟肉甘咸，性平，益阴补血，适用于痨瘵骨蒸，久嗽咯血等阴虚咳嗽。外感咳嗽则不宜应用。

灵芝草酊

〈处　　方〉灵芝草5kg • 白酒40L

〈制　　法〉将灵芝切片，加入白酒密封浸泡7～10天，即可。

〈功能主治〉滋补强壮。用于慢性气管炎肺阴虚型咳嗽。

〈用法用量〉口服：每次服10ml，日服3次。

（处方来源）《山东医药》

〔附　　记〕验之临床，即先用中药汤剂控制炎症后，再服本药酒。用治肺阴虚型之慢性气管炎、喘息性支气管炎，均获良效。

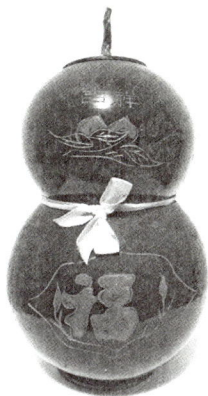

陈皮酒

〔处　　方〕陈皮30g•白酒300ml

〔制　　法〕先将陈皮洗净，晾干，撕碎后，置酒瓶中，加入白酒，盖好密封，浸泡3~5日即得。

〔功能主治〕止咳化痰。用于风寒咳嗽、痰多清稀色白、肺寒咳嗽。

〔用法用量〕口服：每次服15~20ml，日服3次。或随量饮用。

处方来源　民间验方

〔附　　记〕验之临床，用之多数有效。

单酿鼠粘根酒

〔处　　方〕独活120g•山茱萸120g•天门冬（去心）120g•黄芪120g•甘菊花120g•防风120g•天雄（炮制）120g•侧子（炮制）120g•丹参120g•防己120g•白术120g•茯苓120g•牛膝120g•贯众90g•枸杞子90g•生姜180g•磁石（绵裹）300g•生地黄240g•白酒20L

〔制　　法〕先将上药各切薄片，以绢袋盛之，置容器中，投入白酒浸泡7日，密封。7日后启封取用。

〔功能主治〕止咳祛痰，疏风止痒。用于咳嗽、痰痹，兼治疳、瘘、脚气。

〔用法用量〕口服：每次服1盏（10~20ml），日服2~3次。

❗ 注意事项：忌食猪肉、鸡肉、桃李、雀肉、鲤鱼、芜荑、酢物和冷水。

处方来源　明·《普济方》

〔附　　记〕侧子，一名牛蒡根，又名恶实根。

映山红酒

〈处　方〉映山红15g • 白酒500ml

〈制　法〉夏季采集映山红，阴干后切碎，与白酒一起置入容器中，密封浸泡5日即成，备用。

〈功能主治〉祛痰止咳。用于支气管炎、痰浊咳嗽、咳喘。

〈用法用量〉口服：每次服20ml，每日早、晚各服1次。

〈处方来源〉《民间百病良方》

〈附　记〉映山红，又名满山红，含挥发油，有明显的祛痰及镇咳作用。一认为，映山红的挥发油含量以夏季最高，故一般在夏季采集为宜。

咳喘酊

〈处　方〉苍耳子500g • 辛夷300g • 95％食用乙醇5L

〈制　法〉先将苍耳子拣净，炒黄，轧碎，按量称取与辛夷混合，用开水1L，浸泡4~6小时，再加入95％乙醇，温浸（60~80℃）48小时，过滤，得乙醇浸液500~600ml；将滤渣再加入适量水煎煮30分钟，过滤，得煎煮液400~600ml（滤过时同时加热浓缩）。将二液混合放置12~24小时，用双层纱布过滤，最后得滤液1L，不足时加冷开水补足之即可。贮瓶备用。亦可将以上各药切片，加入10倍量白酒密封浸泡7~10天，即可。

〈功能主治〉祛风止咳。用于慢性气管炎。

〈用法用量〉口服：每次服10~20ml，日服2次。

〈处方来源〉《河北新医药》

〈附　记〉验之临床，坚持服用，效果颇佳。

香橼醴

〈处　方〉鲜香橼100g • 蜂蜜50ml • 60°白酒200ml

〈制　法〉将鲜香橼洗净，切碎，加水200ml放不锈锅内煮烂后，加蜂蜜及白酒煮沸停火，置入细口瓶中，密闭贮存，1个月后即可饮用。

〈功能主治〉祛痰解痉止咳。用于治外感久咳。

〈用法用量〉口服：每次服10ml，日服2次。

> ❗ 注意事项：阴虚血燥及孕妇气虚者慎服。

处方来源 宋·《养疴漫笔》。

复方樟脑酊

〈处　　方〉樟脑3g • 阿片酊50ml • 苯甲酸5g • 八角茴香油3ml • 56°白酒900ml

〈制　　法〉先取苯甲酸、樟脑与八角茴香油，置容器中，加入56°白酒900ml，待溶解后，再缓缓加入阿片酊与56°白酒适量，使成1L，搅匀，滤过即得。

〈功能主治〉镇咳，镇痛，止泻。用于咳嗽、腹痛及腹泻。

〈用法用量〉口服：每次服2～5ml，日服1次。

处方来源 《中华人民共和国药典》

〈附　　记〉本药酒应置避光容器内，密封，在30℃以下处保存保质。验之临床，效果甚佳。

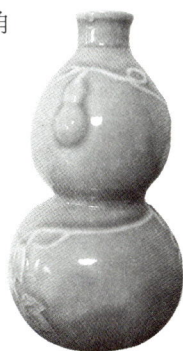

雪梨酒

〈处　　方〉雪梨500g • 白酒1L

〈制　　法〉先将雪梨洗净，去皮核，切小块，放入酒坛内，加入白酒，密封。每隔2天搅拌1次，浸泡7天后即成。

〈功能主治〉生津润燥，清热化痰。用于咳嗽、烦渴、痰热惊狂、噎嗝、便秘等症。

〈用法用量〉口服：不拘时，随量（一般约30ml）饮用。

> ❗ 注意事项：脾胃虚寒者忌服。

处方来源 民间验方

猪胰红枣酒

〔处　　方〕猪胰脏3具·大枣（红枣）100枚·白酒1.5L

〔制　　法〕先将上药洗净，猪胰切碎，共置容器中，用白酒煮30分钟，去渣即成。或用酒密封浸泡3～7日，去渣即成。

〔功能主治〕补脾和胃，益气生津，补土生金。用于日久咳嗽、肺气上逆10～20年服诸药不效者；胃虚食少、脾虚便溏、气血津液不足、营卫不和、心悸怔忡等证。

〔用法用量〕口服：每次服30～50ml，日服2次。

> ❗ 注意事项：忌碱热物。

> 处方来源　晋·《肘后备急方》

〔附　　记〕本方系食疗药酒方，须久治，其效始著。又《老老余编》即本方用大粟30g易大枣，酒浸，去渣，空心温服，治老人上气喘急，坐卧不安，效佳。

绿豆酒

〔处　　方〕绿豆60g·山药60g·川黄柏45g·牛膝45g·元参45g·沙参45g·白芍45g·山栀45g·天门冬45g·麦门冬45g·天花粉45g·蜂蜜45g·当归36g·甘草9g·适量黄酒约7L

〔制　　法〕将上药（除蜂蜜外）共研粗末，以绢袋装好，置容器中，加入黄酒，密封，浸泡数日后，过滤去渣，兑入蜂蜜即成。

〔功能主治〕养阴生津，清热解毒。用于肺津不足、燥热而咳、干咳少痰、口干易烦等症。

〔用法用量〕口服：随时随量服之。

> ❗ 注意事项：不可过剂。如有咯血、衄血等现象者应慎用。

> 处方来源　清·《寿世青编》

〔附　　记〕本药酒可作辅助治疗之用，配合服用，效果尤佳。

紫苏大枣酒

〔处　　方〕紫苏茎叶（切）100g • 大枣50g • 白酒1.5L

〔制　　法〕上2味，用酒1.5L，煮取500ml，装瓶备用。

〔功能主治〕降逆气下。用于肺气上逆。

〔用法用量〕口服：每次服30~50ml，日服2次。

〔处方来源〕唐•《千金要方》

〔附　　记〕水煮亦得，一方加橘皮25g，《肘后方》无枣用橘皮。

紫苏香豉酒

〔处　　方〕紫苏50g • 牛膝50g • 丹参50g • 生姜100g • 生地50g • 香豉30g • 紫菀50g • 防风60g • 橘皮50g • 火麻仁15g • 清酒2.5L

〔制　　法〕上10味细切，绢袋盛以清酒2.5L，浸3宿后，分装服用。

〔功能主治〕祛痰止咳。用于咳嗽气急。

〔用法用量〕口服：每次服20~30ml，日服3次。

> ❗ **注意事项：忌芜荑。**

〔处方来源〕唐•《外台秘要》

寒凉咳嗽酒

〔处　　方〕全紫苏120g • 陈皮60g • 杏仁30g • 瓜蒌30g • 浙贝母30g • 半夏30g • 茯苓30g • 干姜60g • 枳壳30g • 百部30g • 白前30g • 桔梗30g • 桑白皮30g • 枇杷叶30g • 细辛15g • 五味子15g • 豆蔻仁15g • 甘草3g • 白酒5L

〔制　　法〕将前17味共捣碎或切成薄片，装入细纱布袋中，扎紧袋口，置容器中，倒入白酒浸泡、密封，隔日摇动1次。10~12天后开封，过滤去渣即成。

〔功能主治〕祛风散寒，止嗽平喘。用于寒凉咳嗽，证见咳嗽气喘、鼻塞流涕、喉痒声重、痰稀色白、头痛发热、恶寒或恶风等。

〔用法用量〕口服：每次服30～50ml，每日早、晚各服1次。

〔处方来源〕 《全国中药成药处方集》

〔附　　记〕又一方即本方去百部、白前。杏仁改用10g，甘草改用0.3g。余同上。验之临床，均获良效。

温阳止嗽酒

〔处　　方〕丹参250g·干地黄250g·川芎200g·石斛200g·牛膝200g·黄芪200g·白术200g·苁蓉200g·防风150g·独活150g·附子（炮）150g·秦艽150g·桂心150g·干姜150g·钟乳（研）30g·白酒30L

〔制　　法〕上15味切成薄片，酒30L，浸7日。

〔功能主治〕温肺化痰止咳。用于久嗽。

〔用法用量〕口服：初服10ml，每日2次，渐渐加大剂量。

⚠ 注意事项：忌食桃、李、雀肉、生葱、猪肉、冷水、芜荑。

〔处方来源〕 唐·《外台秘要》

照白杜鹃酒

〔处　　方〕照白杜鹃（鲜叶）12kg·50°白酒12L

〔制　　法〕将照白杜鹃鲜叶浸于50°白酒中，加水至60L，浸泡5日，然后制成30%的照白杜鹃叶酒。

〔功能主治〕止咳化痰。用于老年慢性气管炎。

〔用法用量〕口服：每次服5～15ml，日服3次，饭后30分钟服用，7～10日为一疗程。

⚠ 注意事项：服药期间，不能同时服用其他治疗支气管炎药或对症药物。

〔处方来源〕 《中药制剂汇编》1983，403

蜂糖鸡蛋酒

〔处　　方〕鲜鸡蛋0.5kg • 蜂糖0.5kg • 三花酒或白
酒约1.5L

〔制　　法〕在干净盆中倒入酒，将蛋清、蛋
黄、蜂糖与酒充分混合均匀，
再装入备好瓶中摇匀即可
使用。

〔功能主治〕润肺止咳。用于治疗老年虚
寒咳嗽。

〔用法用量〕口服：每次服20~50ml，日服2次，
宜早餐后晚睡前服，一般病证以6日为一疗程。

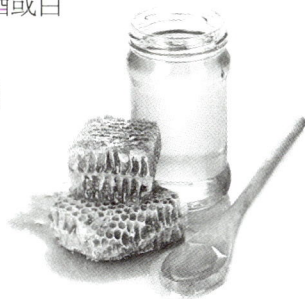

⚠ 注意事项：服用蜂糖鸡蛋酒不宜过量，忌喝醉。高血压、肾
炎、结核，严重骨病患者及孕妇等禁用。

〔处方来源〕《中国民族医药杂志》1998，（2）：32

蜜膏酒Ⅰ

〔处　　方〕蜂蜜250g • 饴糖250g • 生姜汁125g • 生百部汁125g • 枣
肉泥75g • 杏仁泥75g • 橘皮末60g • 白酒2L

〔制　　法〕将杏仁泥和生百部汁外加水1L，煮至500ml，去渣，再加
入蜂蜜、生姜汁、饴糖、枣肉泥、橘皮末等，文火再熬，
取1L即可，贮存备用。

〔功能主治〕疏风散寒，止咳平喘。用于肺气虚寒、风寒所伤、语声嘶
哑、咳唾上气、喘嗽及寒邪郁热等症。

〔用法用量〕口服：每次用温酒（白酒）调服1~2汤匙，细细含咽即
可，日服3次。

〔处方来源〕民间验方

〔附　　记〕验之临床，本方对于虚寒性咳嗽。风寒咳嗽、喘息性支气
管炎，均有良效。

第三节
咳喘（喘息性支气管炎）用药酒

人参蛤蚧酒

〈处　　方〉人参9g · 蛤蚧1对 · 低度白酒1L

〈制　　法〉将上药焙干捣碎，纳纱布袋内，置容器中，加入白酒。密封。浸泡7天后即可取用，待用之1/3量后，再添白酒至足数即可。

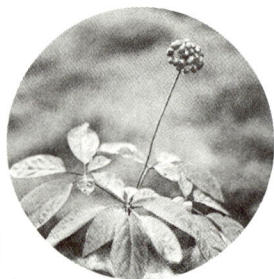

〈功能主治〉补肺肾，定喘咳。用于久咳肺肾两虚、咳嗽气短、动则喘甚、言语无力、声音低微。

〈用法用量〉口服：每次空腹服20～30ml，每日早、晚各服1次。

〈处方来源〉元·《卫生宝鉴》

〈附　　记〉本方系由人参蛤蚧汤改制而成。二药以酒制，进补甚迅捷，功效更大。凡临床久病咳嗽、上气喘满、心烦不安、身倦乏力、心悸气短、身体羸弱、面目浮肿者均可选用。

四味秦椒酒

〈处　　方〉秦椒（去目并闭口者，微炒出汗）60g · 白芷60g · 旋覆花60g · 肉桂25g · 白酒1L

〈制　　法〉上4味药，共捣碎细或切成薄片，置于净瓶中，用白酒1L，浸之，封口，经5日后开取。

〈功能主治〉补肾温阳，祛风和血。用于肾虚耳鸣、咳逆喘急、头目昏痛。

〈用法用量〉口服：每次空腹温服20～30ml，每日早、晚各1次。

❗ 注意事项：阴虚火旺者忌。

〈处方来源〉《药酒验方选》

瓜蒌薤白酒

〔处　　方〕瓜蒌25g • 鲜薤白200g • 白酒500ml

〔制　　法〕将前2味药洗净捣碎，置容器中，加入白酒，密封浸泡14天后，过滤去渣即成。

〔功能主治〕通阳散结，活血祛痰。用于喘息、咳喘、胸痹刺痛、心痛血滞等。

〔用法用量〕口服：每次服20ml，每晚服1次。

〔处方来源〕东汉·《金匮要略》

〔附　　记〕验之临床，多获良效。

芝麻核桃酒

〔处　　方〕黑芝麻25g • 核桃仁25g • 白酒500ml

〔制　　法〕先将上药洗净捣碎或切成薄片，置容器中，加白酒，密封，置阴凉处，浸泡15天后，过滤去渣即成。

〔功能主治〕补肾润燥，纳气平喘。用于肾虚喘咳、腰痛脚软、阳痿遗精、大便燥结等症。

〔用法用量〕口服：每次服15～30ml，日服2次。

〔处方来源〕《药酒汇编》

〔附　　记〕一方单用核桃仁50g，白酒500ml。余同上。效果亦佳。

红葵酒

〔处　　方〕天天果（龙葵果）4.5kg • 千日红花2kg • 60°白酒30L • 单糖浆500g

〔制　　法〕上2种药分别置于酒中浸泡。各入白酒一半置容器中，密封浸泡1个月后压碎过滤，再取上2种浸酒的澄清液合并在一起，加入10%～15%的单糖浆，搅匀，分装瓶中，密封即成。

〔功能主治〕止咳平喘。用于寒性喘息性支气管炎、支气管哮喘。

〔用法用量〕口服：每次服10～20ml，日服3次，或每晚服1次。

> ❗ 注意事项：不习惯饮酒的人，亦可用开水稀释后服之。

〔处方来源〕《新医药学杂志》

〔附　　记〕验之临床，一般服药酒后10~20分钟，喉间有热感，以后气喘渐平稳，痰容易咯出，渐有舒适感。继续服之，必日见功，每收良效。

红颜酒

〔处　　方〕胡桃肉120g • 红枣120g • 杏仁30g • 白蜂蜜100g • 酥油60g • 白酒1L

〔制　　法〕先将胡桃、红枣捣碎，杏仁泡去皮尖，煮4~5沸，晒干研末，备用。再将蜂蜜，酥油溶入酒内，随将前3味药入酒内，密封，浸泡7日后过滤去渣备用。

〔功能主治〕补肺肾，止咳喘。用于肺肾两虚、咳嗽气喘、腰痛脚软、老人便秘、久痢等症。

〔用法用量〕口服：每次服2~3盅（60~90ml），每日早、晚空腹各服1次。

〔处方来源〕清·《万病回春》

〔附　　记〕酥油，又名酪苏、白酥油、马思哥油等，是从牛乳或羊乳中提炼而成的。验之临床，确有良效。

苏陈酒

〔处　　方〕紫苏梗10g • 苏叶10g • 苏子10g • 陈皮12g • 白酒300ml

〔制　　法〕将上药捣碎或切成薄片，置砂锅内，入白酒，用文火煮至减半，或将药置容器中，加入白酒，密封，浸泡5日。均过滤去渣，备用。

〔功能主治〕散寒燥湿，理气化痰。用于胸腹胀满、痰湿滞塞、气逆咳喘等症。

〔用法用量〕口服：每次温服30ml，日服2次。

⚠ **注意事项：痰热咳喘者忌服。**

〔处方来源〕经验方

核桃参杏酒

〈处　　方〉核桃仁90g • 杏仁60g • 人参30g • 黄酒1.5L

〈制　　法〉先将前3味药加工捣碎，入布袋，置容器中，加入黄酒，密封浸泡，每日振摇数下，21天后过滤去渣即成。

〈功能主治〉补肾纳气，止咳平喘。用于咳喘日久不止者。

〈用法用量〉口服：每次服15～25ml，日服2次。

〈处方来源〉《药酒汇编》

〈附　　记〉验之临床，本药酒用于肾虚咳喘，日久不止者，确有良效。

桑姜吴萸酒

〈处　　方〉桑白皮150g • 生姜9g • 吴茱萸15g • 白酒1L

〈制　　法〉先将前3味药切薄片，置砂锅内，加入白酒和500ml水，用文火煮至1L，或置容器中，加入白酒，密封浸泡10天。过滤去渣备用。

〈功能主治〉泻肺平喘，理气化痰。用于咳喘胀满、呕吐痰涎等症。

〈用法用量〉口服：每次服30ml，日服2次。

〈处方来源〉《药酒汇编》

❗ 注意事项：虚喘者忌服。

〈附　　记〉验之临床，凡咳喘、兼胀满、呕吐者，用之效佳。

桑萸酒

〈处　　方〉桑白皮250g • 吴萸根皮150g • 黄酒1.5L

〈制　　法〉先将上药细切，入砂锅中，加入黄酒，煎至500ml。过滤去渣，备用。

〈功能主治〉泻肺平喘，理气止痛。用于肺热咳喘、痰多而黄、身热口渴。

〈用法用量〉口服：上药酒分3次服，每日空腹服1次。

❗ 注意事项：肺寒咳嗽、咳喘者忌服。

〈处方来源〉 《药酒汇编》

〈附　　记〉二药治咳，功力非凡，加之酒助药力，其效尤著。一方
用桑白皮200g（切细），浸入米酒1L中，密封浸泡，置阴
凉处，每日摇动1次，7日后开封即得。日服3次，每次服
15~20ml，余同上，效果亦佳。

葶苈防己酒

〈处　　方〉葶苈子60g • 防己20g • 黄酒500ml

〈制　　法〉将上药捣碎或切成薄片，入布袋，置容器中，加入黄酒，
密封，浸泡1~3日，过滤去渣即成。

〈功能主治〉下气平喘，利水消肿。用于水肿胀满、咳嗽痰喘、小便不
利等症。

〈用　　法〉口服：每次服30~50ml，日服2次。

⚠ 注意事项：待诸症显著减轻后，须减服，中病即止。

〈处方来源〉 《药酒汇编》

葶苈酒

〈处　　方〉葶苈子100g • 白酒500ml

〈制　　法〉将上药捣碎或切成薄片，入白细布袋，置容器中，加入白
酒，密封、浸泡3天后即可取用。

〈功能主治〉逐饮泻水，泻肺定喘。用于咳嗽气喘、痰多、胸胁痞满、
水肿、小便不利。

〈用法用量〉口服：每次服20ml，日服2次。

⚠ 注意事项：凡肺气虚喘促、脾虚肿满、气虚小便不利、体质
虚弱者忌服。

〈处方来源〉 《民间百病良方》

〈附　　记〉又方用葶苈子（微研后成末）200g，入布袋，置容器中，
加入米酒5L，密封，浸泡7日即得。用法同上。用治肺壅

喘息、痰饮咳嗽、水肿胀满或遍身气肿，或单面肿，或足肿等症，效佳。

紫苏子酒

〈处　　方〉紫苏子60g • 黄酒1L

〈制　　法〉将上药微炒，入布袋，置容器中，加入黄酒，密封浸泡7天。弃药袋即成。

〈功能主治〉止咳平喘，降气消痰。用于痰涎壅盛、肺气上逆而致的慢性气管炎、喘息急性支气管炎、胸闷短气等症。

〈用法用量〉口服：每次服10ml，日服2次。

〈处方来源〉《民间百病良方》

〈附　　记〉验之临床，确有良效。凡热性咳喘者忌服。

蛤参酒

〈处　　方〉蛤蚧1对 • 人参30g • 甘蔗汁100ml • 黄酒1.5L

〈制　　法〉先将甘蔗切成小段榨汁备用。再将蛤蚧去头足粗碎，人参粗碎，共入纱布袋，置容器中，然后加入黄酒和甘蔗汁，密封，置阴凉处，浸泡14天后去药袋即成。

〈功能主治〉补肺肾，壮元阳，定喘助阳，强壮身体。用于元气亏损、久病体虚、咳喘气短、神疲乏力、失眠健忘等症。

〈用法用量〉口服：每次服20ml，日服2次。

〈处方来源〉《药酒汇编》

〈附　　记〉本方系由人参蛤蚧酒加减而成。一方蛤蚧用1g。验之临床，本方用治肺肾两虚，肾不纳气之咳喘诸证，用之多效，久服效佳。

蛤蚧酒

〈处　　方〉蛤蚧1对 • 黄酒1.5L

〈制　　法〉选蛤蚧1对（雌雄各1只），用酒浸泡3～6月以上服用。可多次浸泡，时间愈长愈佳。

〈功能主治〉补肺润肾，定喘止咳，益精壮阳。用于老年人肺肾虚而造成的咳喘、久病虚及慢性支气管哮喘、肾虚腰痛、阳痿。

〈用法用量〉口服：每次服5～10ml，日服1～2次。

〈处方来源〉《中国古代养生长寿秘法》，《中国动物药》

〈附　　记〉《本草经疏》认为："蛤蚧属阴，能补水之上源，则肺肾皆得所养，而劳热咳嗽自除。"

第四节
哮喘用药酒

干姜酒

〈处　　方〉干姜末8g • 清酒50ml

〈制　　法〉将酒盛入容器内，加热后即下姜末投酒中。

〈功能主治〉温肺化痰平喘。用于老人冷气、逆心痛结、举动不便及感受寒邪引起的气逆喘息。

〈用法用量〉口服：一次服完。

〈处方来源〉唐·《外台秘要》，明·《医方类聚》

小叶杜鹃酒

〈处　　方〉小叶杜鹃（迎红杜鹃）（干品）100g • 白酒500ml

〈制　　法〉将上药洗净，切细，入布袋。置容器中，加入白酒，密封，浸泡7日，过滤去渣即成。

〈功能主治〉解表化痰，止咳平喘。用于慢性气管炎、哮喘等。

〈用法用量〉口服：每次服10～50ml，日服2次。

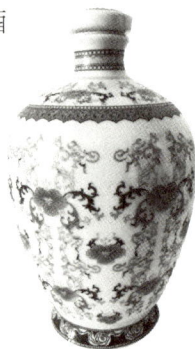

〔附　　记〕验证多效。

龙葵酒

〔处　　方〕龙葵果200g • 白酒1L

〔制　　法〕将前药加入白酒内浸泡30日左右，取酒饮服。

〔功能主治〕祛痰止咳平喘。用于气管炎、哮喘。

〔用法用量〕口服：每次10ml，日服3次。

桑皮姜萸酒

〔处　　方〕桑根白皮（切）150g • 生姜（切）50g • 吴茱萸50g • 白酒1L

〔制　　法〕上三味药切碎或切成薄片，盛入器皿中，加入白酒1L，煮三沸，过滤去渣即成。

〔功能主治〕泻肺平喘。用于治疗卒上气、痰鸣喘息欲绝。

〔用法用量〕口服：每次服20～30ml，日服3次。

蜀椒酒

〔处　　方〕蜀椒250g • 白酒2.5L

〔制　　法〕上药去目合口者以生绢袋盛，盛入容器内，用酒浸泡14天即成。

〔功能主治〕温肺止咳平喘。用于冷气气短、寒性喘证。

〔用法用量〕口服：每次服10～20ml，日服2次。

> ❗ **注意事项：阴虚火旺者忌服，孕妇慎服。**

〔附　　记〕《寿域神方》用川椒四两，炒出汗，酒二碗淋之，服酒治冷虫心病（指寄生虫引起的虚寒性腹痛）。

蝙蝠酒

〈处　　方〉夜蝙蝠1只 • 黄酒50ml • 白酒25ml

〈制　　法〉先将夜蝙蝠放火边烤干，轧成细末，再用酒调匀即成。

〈功能主治〉止咳平喘。用于先咳嗽，后胸闷气喘、喉中有声而鸣，如闻有特异气味，咳嗽尤甚。

〈用法用量〉口服：须在冬季服用，夏季服无效。上一剂量要1次顿服。用酒可根据年龄大小和酒量酌定。

〈处方来源〉《医学文选·祖传秘方验方集》

〈附　　记〉验之临床，经治哮喘数例，一般1次，最多3次即平。

橘红酒

〈处　　方〉橘红300g • 白酒2L

〈制　　法〉将橘红洗净，切成六分宽的块，装入纱布袋内，扎紧袋口。将白酒、纱布药袋放入酒瓶内盖好盖，封口，浸泡7日即成。

〈功能主治〉化痰止咳。用于慢性气管炎、哮喘等症。

〈用法用量〉口服：每晚临睡前饮20ml。

〈处方来源〉《饮食辨录》

第五节
肺痨（肺结核）用药酒

冬虫夏草酒

〈处　　方〉冬虫夏草10枚 • 白酒2.5L

〈制　　法〉取冬虫夏草置入容器内，加入白酒密封浸泡3日即得。

〈功能主治〉滋补肺肾，止血化痰，用于肺阴不足、肾阳虚喘、痰咳有血。此外，肾虚型腰膝疼痛及病后虚损不复皆可用之。

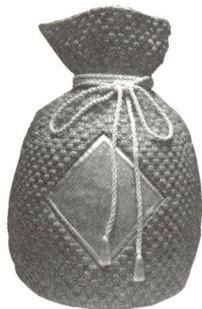

〔用法用量〕口服：每次服15～20ml，日服1～2次。

〔处方来源〕《中国古代养生长寿秘法》

〔附　　记〕体外试验其乙醇浸出液1：400～1：10000浓度时，对结核杆菌H37RV有明显的抑菌作用，加入血清后则抑制作用减弱，需1：500才能抑制结核菌的生长。水煎剂对人型、牛型结核杆菌均无抑制作用。

地黄首乌酒

〔处　　方〕生地400g • 何首乌500g • 建曲100g • 黄米2.5kg

〔制　　法〕用生地、何首乌煮取浓汁，加入建曲、黄米如常法酿酒，密封器皿中，春夏5日，秋冬7日启之，中有绿汁，此真精矣，宜先饮之，乃滤汁收贮备用。

〔功能主治〕滋阴补肺。用于阴虚骨蒸、烦热口渴、阴津耗伤、须发早白、热性出血症、肝肾精血亏损的遗精、带下、腰膝酸痛、肌肤粗糙、体力虚弱、生殖能力低下者。

〔用法用量〕口服：每次服10～20ml，日服3次。

❗ **注意事项：勿食生冷，炸滑物及猪肉、马肉、牛肉。**

〔处方来源〕《药酒验方选》

西洋参酒

〔处　　方〕西洋参30g • 米酒500ml

〔制　　法〕将西洋参装入净瓶中，注入米酒密封浸泡，7日后即可取用。

〔功能主治〕滋阴泻火，益气生津。用于阴虚火旺、咳喘痰血；热病后气阴两伤、烦倦口渴、津液不足、口干舌燥、肺疾咳嗽、痰中带血。凡上证，气阴两虚所致者尤宜。

〔用法用量〕口服：每次服10～15ml，日服2次。

〔处方来源〕《药酒汇编》

〔附　　记〕一般常作辅助治疗之用。配合汤剂，效果尤佳。

百部酒

〔处　　方〕百部100g · 白酒1L

〔制　　法〕将上药切薄片，略炒后与白酒同置于容器中，密封，浸泡7天后，过滤去渣即成。

〔功能主治〕润肺下气，止咳杀虫。用于肺结核、百日咳、气管炎等。

〔用法用量〕口服：每次服10～30ml，日服2次，或随量饮用。

> ⚠ 注意事项：忌食辛辣、鱼虾等刺激性食物。

处方来源　《药酒汇编》

〔附　　记〕验之临床，本方单用有效，若配合汤剂服用，效果尤佳。又外用百部酒，即本方。方中白酒减半（用60°白酒）。浸泡7日后，过滤即得。外用：用棉签蘸药酒外搽患处，每日2～3次。用治酒渣鼻、疥疮、癣症，效佳。

竹根七酒

〔处　　方〕竹根七15g · 长春七15g · 牛砂莲15g · 牛膝9g · 木瓜9g · 芋儿七6g · 伸筋骨6g · 夏枯草50g · 白酒1.2L

〔制　　法〕将上述药物盛入容器内，加入白酒密封浸泡10日后服用。

〔功能主治〕滋阴泻火。用于骨蒸痨热。

〔用法用量〕口服：每次服10～15ml，日服1次。

处方来源　《陕甘宁青中草药选》

灵芝人参酒

〔处　　方〕灵芝50g · 人参20g · 冰糖500g · 白酒1.5L

〔制　　法〕先将前2味洗净，切成薄片，晾干后与冰糖同入布袋，置容器中，加入白酒，密封。浸泡10天后去药袋，搅拌后再静置3日，取上清液饮用。

〔功能主治〕益肺气，强筋骨，利关节。用于肺痨久咳、痰多、肺虚气喘、消化不良、失眠等症。

〔用法用量〕口服：每次服15～20ml，日服2次。

> ⚠ 注意事项：根据患者情况可适当斟减，忌多饮。

〖处方来源〗 《临床验方集》

〖附　　记〗笔者应用，在辨证治疗时，取本药酒作辅助治疗，常收佳效。又本方用于治疗气虚乏力、心悸健忘、神经衰弱等症，效佳。

参百酒

〖处　　方〗西洋参9g • 麦冬9g • 百部30g • 川贝母15g • 黄酒2L

〖制　　法〗上药加水500ml，煮沸至半，再入黄酒煮沸，即离火，置容器中，密封，浸泡3日后，过滤去渣即成。

〖功能主治〗滋阴润肺，益气生津，止咳杀虫。用于肺结核久咳、痰中带血。

〖用法用量〗口服：每次服15～30ml，日服2次，勿多饮。

〖附　　记〗笔者经验方尤佳。阴虚火旺者加元参15g。

桑根白皮酒

〖处　　方〗桑根白皮100g • 狼牙300g • 吴茱萸根皮150g • 黄酒4L

〖制　　法〗将前3味切薄片，加入黄酒，用文火煮至减半，或同置容器中，隔水煮沸（密封），再浸泡1～2日后即成。均过滤去渣备用。

〖功能主治〗泻肺补肾，止咳杀虫。用于肺痨热生虫（痨虫），在肺为病（肺结核）。

〖用法用量〗口服：每次空腹服50～70ml，日服1次。

❗ **注意事项：阴虚火旺者忌服。**

〖处方来源〗 宋·《圣济总录》

〖附　　记〗本方历代医籍多有记载，沿用至今。

猫眼酒

〖处　　方〗雄猫生脑髓1副 • 雄猫眼睛1副 • 白酒500ml

〖制　　法〗取雄猫的脑髓、眼睛盛入容器内，加入白酒浸泡服1～2周后备用。

〔功能主治〕滋阴补髓，补益正气。用于远年近日痨疾。

〔用法用量〕口服：每次空腹服10～20ml，日服1～2次。

> 处方来源 明·《普济方》

绿豆山药酒

〔处　　方〕绿豆24g • 山药24g • 黄柏18g • 牛膝18g • 元参18g • 沙参18g • 白芍18g • 山栀18g • 天麦冬18g • 花粉18g • 蜂蜜18g • 当归10g • 甘草9g • 白酒2.5L

〔制　　法〕将以上各味药物盛入容器内，加入白酒密封浸泡，5～7天即可。

〔功能主治〕清肺滋阴，化痰止咳。用于治阴虚痰火诸候，病后调理。

〔用法用量〕口服：每次服10～20ml，日服2次。

> 处方来源 清·《寿世青编》

椿根五加皮酒

〔处　　方〕椿头根（新握者，剉，即椿树）50g • 五加皮（新空剉）100g • 白酒2.5L

〔制　　法〕用白酒煮，去渣取酒。亦可将以上各药切片，加入白酒密封浸泡7～10天，即可。

〔功能主治〕补肺益肾，杀虫止咳。用于治疗肺结核。

〔用法用量〕口服：每次服15～20ml，日服2次。

> ❶ 注意事项：根据个体差异，饮酒量适当斟减，忌多饮。

> 处方来源 明·《普济方》

鳗鲡鱼酒

〔处　　方〕鳗鲡鱼1kg • 酒1L

〔制　　法〕鳗鲡鱼去内脏洗净，剉作段，入铛内用酒熟煮。

〔功能主治〕滋阴补虚。用于骨蒸劳瘦及肠风下虫。

〔用法用量〕加盐醋适量食用。

〔处方来源〕宋·《太平圣惠方》，明·《普济方》

第六节
肺痈（肺脓疡）用药酒

苇茎腥银酒

〔处　　方〕苇茎30g · 鱼腥草60g · 金银花20g · 冬瓜仁24g · 桔梗12g · 甘草9g · 桃仁10g · 黄酒5L

〔制　　法〕先将上药切碎，加清水2L，用文火煎煮至半，再入黄酒煮沸，离火，置容器中，密封，浸泡3天后，过滤去渣即成。

〔功能主治〕清肺泄热，解毒排脓。用于肺痈，已溃未溃均可用之。

〔用法用量〕口服：每次服30～100ml，日服3次。

> ❗ 注意事项：忌食鱼、虾、鸡肉及辛辣等食物。

〔处方来源〕经验方

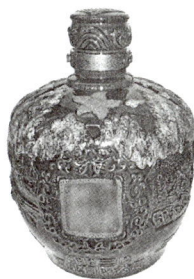

苡仁芡实酒

〔处　　方〕薏苡仁25g · 芡实25g · 白酒500ml

〔制　　法〕先将前2味洗净，去杂质，置容器中，加入白酒，密封、浸泡，并经常摇动，15天后，过滤去渣，即可取用。

〔功能主治〕健脾利湿，除痹缓急。用于脾虚腹泻、肌肉酸重、关节疼痛、水肿、白带、肺癌、肠癌等症。

〔用法用量〕口服：每次服10～15ml，日服2次。

> ❗ 注意事项：若肺痈、肠痈属热毒者忌服。

〈处方来源〉 《药酒汇编》

〈附　　记〉 上述各病症，皆因脾虚湿胜所致者，故用之多效。

金荞麦酒

〈处　　方〉 金荞麦根茎（干品）250g • 黄酒1.5L

〈制　　法〉 上药加黄酒密封蒸煮3小时，取净汁1L，加入防腐剂备用。

〈功能主治〉 解毒排脓。用于肺脓疡、病情迁延、脓胞不易破溃者（即高热持续不退，脓液排不出或排不尽者）。

〈用法用量〉 口服：每次服40ml（小儿酌减）日服3次。

〈处方来源〉 《言庚孚医疗经验集》

〈附　　记〉 一般肺脓疡，本方亦可用水煎服，每日1剂，效佳。

银翘三仁酒

〈处　　方〉 连翘18g • 金银花30g • 鲜芦根30g • 冬瓜仁15g • 瓜蒌仁12g • 杏仁10g • 桑叶10g • 薄荷6g • 桔梗6g • 生甘草9g • 黄酒4L

〈制　　法〉 先将上药切碎或切成薄片，加水适量煎至浓汁后，再加黄酒煮沸、离火、置容器中，密封，浸泡3天后，过滤去渣，即成。

〈功能主治〉 辛凉宣肺，清热解毒。用于肺痈初起。

〈用法用量〉 口服：每次服30～80ml，日服3次。

〈处方来源〉 经验方

〈附　　记〉 胸痛甚者加犀黄丸3g，每次1g，随药酒吞服。水煎沸后改用文火熬煎，以免药性挥发。

第三章 消化系统常见疾病用药酒

第一节
出血用药酒

地黄酒Ⅱ

〔处　方〕生地黄30g • 清酒250ml

〔制　法〕生地黄洗切，木臼中捣取自然汁。绞去渣，用清酒和匀，同于瓷器中，煎熟为度。瓷器盛贮，亦可用酿酒法。

〔功能主治〕治虚劳吐血，妊娠漏血，伤胎子死未下，补益预防白发。

〔用法用量〕口服：每服酒饮一盏，不拘时候。

〔处方来源〕唐•《千金要方》，唐•《外台秘要》，明•《普济方》

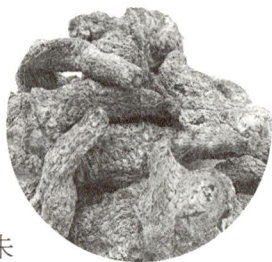

茅草酒

〔处　方〕屋上茅草300g • 白酒2L

〔制　法〕屋上茅草细剉，酒浸，煮取1.5L。

〔功能主治〕降逆止血。用于治卒吐血。

〔用法用量〕口服：每次服30～50ml，日服3次。

〔处方来源〕明•《普济方》

猪皮酒

〔处　方〕猪皮1kg • 红糖250g • 黄酒250ml

〔制　法〕猪皮去皮毛洗净，切成小块，放入大锅中，加水适量，以小火煨炖至烂透汁液稠黏时，加黄酒、红糖，调匀停火，倒入碗盆内，冷藏备用。

〔功能主治〕养血滋阴。各种出血症状均可用。

〔用法用量〕口服：每次服30～50ml，日服3次。必要时可加大用量。

〔处方来源〕《中国食疗学》

第二节
呃逆（膈肌痉挛）用药酒

苏半酒

〈处　　方〉紫苏子50g • 姜半夏30g • 丁香10g • 白酒500ml • 或加生姜10g • 红糖50g

〈制　　法〉将前3味切薄片或捣碎，置容器中，加入白酒，密封，浸泡7天后，过滤去渣备用。

〈功能主治〉降逆止呃，或佐温中散寒。用于呃逆、嗳气、恶心呕吐、腹胀等症。

〈用法用量〉口服：每次服15～20ml，日服2次。

> ❗ 注意事项：热性呃逆者忌服。

（处方来源）经验方

姜汁葡萄酒

〈处　　方〉生姜50g • 葡萄酒500ml

〈制　　法〉先将生姜洗净，晾干，捣烂如泥，置容器中，加入葡萄酒，密封，浸泡3天，滤出姜渣即成。

〈功能主治〉健胃祛湿，散寒止痛。用于嗳气呃逆、寒性腹痛等症。

〈用法用量〉口服：每次服50ml，日服2次。

> ❗ 注意事项：热性呃逆者忌服。

（处方来源）《民间百病良方》

〈附　　记〉验之临床，每收良效，一般轻者1～2次，重者4～6次即愈。

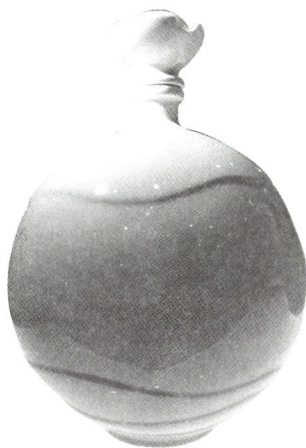

荸荠降逆酒

〔处　方〕川厚朴（姜炒）30g・陈皮30g・白蔻仁（炒）30g・橘饼30g・荸荠（捣碎）120g・白糖120g・冰糖120g・蜂蜜60g・白酒3L

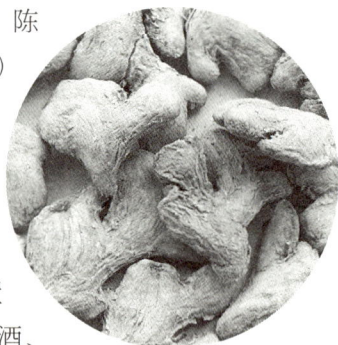

〔制　法〕将前4味和橘饼入布袋，置容器中，加入白酒（或白酒、烧酒各半），密封、浸泡10余日后，过滤去渣，再加入白糖、冰糖和蜂蜜，待溶化后，再过滤，澄清备用。

〔功能主治〕和胃降逆。用于呃逆、饮食不下、食后呕吐、胸膈哽噎不舒等症。

〔用法用量〕口服：每次服30～50ml，日服3次。

〔处方来源〕清・《奇方类编》

〔附　记〕本药酒滋脾养胃，温和不燥，顺气降逆，补而不腻，使清气上升，胃气和降，则呃逆、噎嗝等症可止，功力非凡，颇具效验。验之临床，确有良效。

薄荷酊

〔处　方〕薄荷叶50g・薄荷油50ml・90％食用乙醇950ml

〔制　法〕先将薄荷叶置容器中，加入适量食用乙醇，密封，浸泡1～3天，过滤去渣，冲入薄荷油混匀，加食用乙醇至1L，即得。

〔功能主治〕祛风健胃。用于嗳气、呃逆、恶心呕吐、腹胀等症。

〔用法用量〕口服：每次空腹服0.5～1ml。用时加冷开水稀释后服用，每日5次。

〔处方来源〕《中药制剂汇编》

〔附　记〕薄荷油是指薄荷挥发油，是用薄荷全草蒸馏，收取薄荷脑后所得的母液，商业名称薄荷秦油。

第三节
腹痛、腹胀用药酒

兰陵酒方

〔处　方〕沉香15g • 郁金15g • 木香15g • 当归50g • 砂仁10g • 陈皮20g • 花椒15g • 杏仁20g • 鲜生姜40g • 白面40kg • 糯米面10kg • 酒曲适量

〔制　法〕将上药共研末，和白面、糯米作曲，如常法酿酒。亦可将前9味药切片，加入10倍量白酒密封浸泡7~10天，即可。

〔功能主治〕温中散寒，理气止痛。用于心腹胀痛冷痛。

〔用法用量〕口服：每次温服10ml，日服2次。

　　〔处方来源〕明·《鲁府禁方》

苁蓉强壮酒Ⅱ

〔处　方〕肉苁蓉50g • 川牛膝40g • 菟丝子20g • 制附子20g • 肉豆蔻20g • 补骨脂（炒）25g • 楮实25g • 椒红15g • 巴戟天（炒）15g • 木香15g • 蛇床子15g • 鹿茸（炙）10g • 白酒2.5L

〔制　法〕将前12味共捣碎或切成薄片，入布袋，置容器中，加入白酒，密封浸泡7日（春夏5日），过滤去渣，即成。

〔功能主治〕补益肝肾，聪耳明目，强壮筋骨。用于肝肾虚损、腹胁疼痛、下身虚冷等。

〔用法用量〕口服：每次空腹温服10ml，日服2次。

　　〔处方来源〕《药酒汇编》

阿硼酒

〔处　方〕阿魏30g • 硼砂30g • 白干酒360ml

〔制　法〕将前2味共研细末，纳入猪膀胱内，再将白干酒注入，然后将膀胱口扎紧，待用。

〔功能主治〕温通逐水，顺气消胀。用于单腹胀。

〔用法用量〕外用。取贮药膀胱敷于患者脐部，令其仰卧，待药酒被完全吸收为止。不应，第2天如上法再敷之。

〔处方来源〕《医学文选——祖传秘方验方集》

虎杖桃仁酒

〔处　　方〕虎杖根60g•桃仁9g•黄酒500ml

〔制　　法〕将前2味共捣烂或切成薄片，置容器中，加入黄酒，密封，浸泡3天后，过滤去渣，备用。

〔功能主治〕破瘀通经，利湿祛风。用于猝发腹癌癥结、痛不可忍等。

〔用法用量〕口服：每次服50ml，日服3次。

〔处方来源〕《药酒汇编》

茱萸姜豉酒

〔处　　方〕吴茱萸11g•生姜150g•豆豉50g•白酒500ml

〔制　　法〕将前3味捣碎或切成薄片，置容器中，加入白酒，密封，浸泡7日后，过滤去渣，备用。或将上药与白酒同煮至半，去渣备用。

〔功能主治〕温阳散寒，疏肝理气。用于寒性腹痛。

〔用法用量〕口服：每次服10ml，无效再服。

〔处方来源〕唐•《外台秘要》

救急药酒

〔处　　方〕肉桂15g•公丁香15g•北细辛10g•砂仁10g•豆蔻10g•罂粟壳10g•樟脑125g•汾酒500ml

〔制　　法〕将前7味粉细或切成薄片，置容器中，加入汾酒，密封、浸泡1周后，过滤去渣，瓷瓶收贮备用；或灌装在5ml玻璃瓶中蜡封口备用。

〔功能主治〕醒神开窍，行气止痛。用于暑月贪凉饮冷、过食瓜果生冷以致腹痛、呕吐、泄泻、头痛、恶寒、肢冷等症。

〔用法用量〕口服：每次服5～10ml，温开水送服。

〔处方来源〕《中国当代中医名人志》

〔附　记〕验之临床，确有卓效，一般1次，最多3次即效，中病即止。

屠苏酒Ⅰ

〔处　方〕厚朴8g•桔梗8g•防风8g•桂枝8g•苍术8g•白术8g•制川乌8g•白芷8g•大黄10g•广皮10g•檀香6g•紫豆蔻6g•川椒6g•藿香6g•威灵仙5g•甘草5g•冰糖500g•白酒2L

〔制　法〕将前16味加工成粗末或切成薄片，置容器中，加入白酒和冰糖，隔水加热煮沸后，密封，静置，24小时后，过滤去渣，装入瓷坛贮存备用。

〔功能主治〕祛风散寒，理气消胀，健脾和胃，化积消滞。用于风寒邪气侵犯胃肠、肠胃之气不能顺降；积滞内停所致腹痛而胀、进食不化、恶心呕吐等症。

〔用法用量〕口服：每次服15～30ml，每日早、晚各服1次。

〔处方来源〕《治疗与保健药酒》

第四节
黄疸用药酒

白酒黑矾红糖汤

〔处　方〕黑矾90g•红糖90g•白酒（或黄酒）60g
〔制　法〕前2味入酒内搅匀。
〔功能主治〕温化痰湿。用于虚黄。
〔用法用量〕口服：每晚饭后温服20ml。

〔处方来源〕《浙江中医药杂志》1966，9（2）：4

〔附　记〕虚黄，多见于钩虫病（"黄胖病"）。

丝瓜酒

〈处　方〉丝瓜根50g • 黄酒500ml

〈制　法〉将丝瓜根洗净、晾干、捣烂、置砂锅中，入黄酒煎煮减半，去渣，候温备用。或捣烂取汁，冲入黄酒中候温即成。

〈功能主治〉清热利湿。用于黄疸，眼睛、周身黄如染色。

〈用法用量〉口服：每次服20ml，日服3次。

〖处方来源〗《验方新编》

灯草根酒

〈处　方〉灯草根120g • 黄酒300ml

〈制　法〉将上药切碎或切成薄片，与黄酒入瓶中，隔水煮1～2小时，静置1日，去渣取酒待用。

〈功能主治〉清热利湿。用于湿热黄疸。

〈用法用量〉口服：每次空腹温服5～30ml，日服3次。

〖处方来源〗明·《本草纲目》

青蒿酒

〈处　方〉青蒿2.5kg • 糯米2.5kg • 酒曲适量

〈制　法〉将青蒿洗净切碎，水煎取浓汁，糯米作饭，与酒曲一同按常法酿酒。酒熟即成。

〈功能主治〉清热凉血，解暑，退虚热。用于骨蒸潮热、无汗、夜热早凉、鼻衄、夏日感冒、黄疸、胸痞呕恶、小便不利等症。

〈用法用量〉口服：不拘量服，勿醉，日服2次。

〖处方来源〗《药酒汇编》

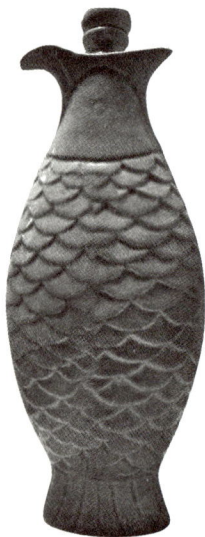

茵陈栀子酒

〔处　　方〕茵陈30g • 栀子15g • 黄酒500ml

〔制　　法〕黄酒煎服。

〔功能主治〕清热利湿。用于湿热黄疸（热重于湿）。

〔用法用量〕口服：每次1剂，日服3次。

> ⚠ **注意事项：忌食油腻、湿面、豆腐及生冷之物。**

〔处方来源〕《药酒汇编》

茱萸麻橘酒

〔处　　方〕吴茱萸根（剉，东引大者）8g • 大麻子（拣净）10g • 陈橘皮（汤浸去白炒）24g • 白酒500ml

〔制　　法〕上药先捣碎或切成薄片，橘皮、麻子如泥，然后拌茱萸根，用酒浸一宿，慢火上微煎，绞去滓。

〔功能主治〕健脾调中。用于治脾劳热，有白虫，在脾中为病，令人好呕。

〔用法用量〕口服：每晚空腹温服50ml，5次服尽。

〔处方来源〕唐 • 《外台秘要》，宋 • 《太平圣惠方》

栀子茵陈酒

〔处　　方〕栀子20g • 茵陈20g • 白酒250ml

〔制　　法〕将前2味药加入白酒中，煎煮30分钟，煎至100ml。

〔功能主治〕清热利湿。用于治黄疸。

〔用法用量〕口服：每日1剂，分3次空腹温服之。

〔处方来源〕明 • 《普济方》

〔附　　记〕本方栀子、茵陈均有清热利胆的作用，尤其茵陈为退黄要药。《本草纲目》中也有用茵陈蒿四根，栀子七个，大田螺一个，连壳捣烂，以百沸白酒一大盏，冲汁饮之，治疗男子酒疸。此类方剂在应用时尤要注意，必须通过长时间的煎煮。这种方法使药物中有效成分被充分利用，而乙醇却大量挥发，保证了服用的安全。至于疗效的提高方面，需再作进一步研究。

秦艽酒Ⅱ

〔处　　方〕秦艽50g • 黄酒300ml

〔制　　法〕将上药捣碎，置容器中，加入黄酒，密封，浸泡7天后，过滤去渣即成。

〔功能主治〕祛风湿，退黄疸。用于数种发黄，伤酒发黄，误食鼠屎亦作黄；因劳有黄，多痰涕，多有赤豚，面憔悴，或面赤恶心者是也。

〔用法用量〕口服：每次空腹服30～50ml，日服3次。或利便止。

〔处方来源〕明·《本草纲目》

〔附　　记〕本草载："秦艽退黄最妙"。验之临床，本方用治上述黄疸，确有良效。用治湿热黄疸，茵陈30g同浸，效果亦佳。

猪胆酒

〔处　　方〕猪胆1个 • 白酒50ml

〔制　　法〕将猪胆汁冲入白酒内，拌匀即成。

〔功能主治〕清热利胆退黄。用于黄疸。

〔用法用量〕口服：每日1剂，分3次空腹温服之。

〔处方来源〕明·《本草纲目》

〔附　　记〕验之临床，确有一定效果。可作辅助治疗之用。如系黄疸型肝炎，方中白酒改用黄酒为宜。

麻黄白酒

〔处　　方〕麻黄20g • 黄酒300ml

〔制　　法〕上药用黄酒煎至150ml，去渣即成。

〔功能主治〕发汗，利水，退黄。用于伤寒热出表发黄疸及小便不利、浮肿。

〔用法用量〕口服：徐徐温服，温覆汗出，即愈。

〔处方来源〕明·《普济方》

〔附　　记〕原文用白酒煎，并云："冬月寒用清酒，春月宜用水煎"。

今用黄酒，可通用也。验之临床，用治伤寒发黄，每收良效。

深师酒疸艾汤方

〔处　　方〕生艾叶50g • 麻黄（去节）50g • 大黄20g • 大豆500g • 清酒2.5L

〔制　　法〕上4味药切碎或切成薄片，加入清酒中，煮取1L。

〔功能主治〕清热利湿，温经活络。用于酒疸。

〔用法用量〕口服：每次服50ml，日服3次。

〔处方来源〕唐 •《外台秘要》

〔附　　记〕酒疸：常年饮酒无节引起的黄疸。

第五节
呕吐（急性胃炎）用药酒

丁香煮酒

〔处　　方〕丁香2粒 • 黄酒50ml

〔制　　法〕黄酒50ml放在瓷杯中，再加丁香2粒，把瓷杯放在有水的蒸锅中加热蒸炖10分钟。

〔功能主治〕温中降逆。用于感寒性腹痛、腹胀、吐泻等症。

〔用法用量〕口服：趁热饮酒。

〔处方来源〕唐 •《千金翼方》，《药膳食膳集锦》

回阳酒

〔处　　方〕肉桂30g • 公丁香30g • 樟脑30g • 白酒500ml

〔制　　法〕将前3味捣碎或切成薄片，入布袋，置容器中，加入白酒，密封，每日振摇1次，浸泡15天后，过滤去渣备用。

〔功能主治〕回阳救逆，温经散寒。用于急性腹痛、呕吐、泄泻、两腿挛急疼痛等症。

〔用法用量〕口服：每次用温开水冲服10ml，日服2次。同时亦可用药棉球蘸药酒外搽肚脐和腿痛处。

〔处方来源〕《药酒汇编》

〔附　　记〕验之临床，内外合用，奏效颇捷。

伏龙肝酒

〔处　　方〕伏龙肝（灶心土）15g • 生姜10g • 新竹筷（碎）1对 • 红糖15g • 苦酒50ml • 烧酒50ml

〔制　　法〕先将生姜、竹筷用水1碗煮沸15分钟，再入红糖、苦酒和烧酒，煮沸，再将伏龙肝锻红投入药中。过滤去渣，取药液澄清备用。

〔功能主治〕温中散寒，和胃止呕。用于突然受冻感寒、头痛、恶寒、呕吐腹痛、妊娠恶阻之呕吐腹痛、食不下等。

〔用法用量〕口服：趁热5次服尽。

〔处方来源〕《药酒汇编》

〔附　　记〕本药酒主要用于受寒饮冷所致的呕吐、腹痛，脘腹痞满不适等症，颇有效验。

吴萸香砂酒

〔处　　方〕吴萸子6g • 砂仁（炒）6g • 木香5g • 生姜4g • 淡豆豉30g • 黄酒150ml

〔制　　法〕上药入黄酒煎至减半，或隔水煮沸，密封，浸泡2～3天。过滤去渣即成。

〔功能主治〕温中散寒，理气止痛。用于受寒所致的胃脘痛、下腹痛、恶心呕吐、腹胀、恶寒肢冷。

〔用法用量〕口服：每日1剂，分3次温服。

〔处方来源〕《民间百病良方》

〔附　　记〕本药酒还可用于中阳不足、脾胃虚寒之证。凡中焦虚寒较甚，应用一般药物不效者，用之颇验。

吴茱姜豉酒

〈处　方〉吴茱子10g • 生姜30g • 淡豆豉30g • 白酒210ml

〈制　法〉先将吴茱子捣碎或切成薄片，生姜去皮切片，与豆豉一同置砂锅中，入白酒，煎煮至半，或将药置容器中，加入白酒，密封，浸泡5日。上二法，均过滤去渣即得。

〈功能主治〉温中散寒。用于突然心口疼痛、四肢发冷、呕吐泻痢、脘腹冷痛、心烦不适。

〈用法用量〉口服：每日1剂，分3次温服。或每次服20～30ml，日3次温服。

〈处方来源〉晋•《肘后备急方》

〈附　记〉上药合用，温中散寒，除虚烦作用甚强，加之酒制，功力甚著，验之临床，确有良效。

青梅酒

〈处　方〉青梅500g • 白酒500ml

〈制　法〉青梅若干，放置瓶中，用高粱烧酒浸泡。以浸没青梅，高出3.5～7cm为度，密封1个月后即可饮用。

〈功能主治〉发表辟秽，解痉止痛。用于夏季痧气、腹痛吐泻。

〈用法用量〉口服：饮服青梅酒半酒盅，约50ml，或食酒浸之青梅2～3只。

〈处方来源〉《食物中药与便方》

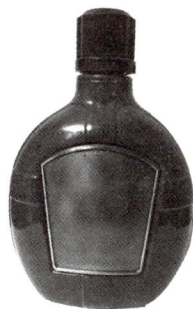

杨梅酒

〈处　方〉杨梅500g • 烧酒500ml

〈制　法〉选好杨梅浸于高粱烧酒内（酒量以浸没杨梅为度）密封备用。

〈功能主治〉发表辟秽。用于痧气（痧气：夏秋间常见的一种发疹性热病）、腹痛、吐泻。

〈用法用量〉口服：饮服杨梅酒半酒盅，约50ml，或食酒浸之杨梅2～3只。

〈处方来源〉《食物中药与便方》

复方半夏酊

〈处　方〉半夏1kg • 葱白250g • 生姜250g • 陈皮250g • 50°白酒5L

〈制　法〉将前4味洗净，晾干捣碎或切成薄片，置容器中，加入白酒，密封，浸泡15天，过滤去渣，取药液加热浓缩至1.5L。贮存备用。

〈功能主治〉降气止呕。用于急性呕吐、腹胀不适等症。

〈用法用量〉口服：成人每次服3～5ml，小儿酌减，日服3～4次。

处方来源　《中草药通讯》

姜附酒 I

〈处　方〉干姜60g • 制附子40g • 白酒500ml

〈制　法〉将前2味切薄片或捣碎或切成薄片，置容器中，加入白酒，密封受泡3～5天过滤去渣即得。

〈功能主治〉温中散寒，回阳通脉，温肺化饮。用于心腹冷痛、呃逆、呕吐、泄泻、痢疾，寒饮喘咳、肢冷汗出。

〈用法用量〉口服：每次食前温服1～2杯（30～60ml），口服3次。

⚠ **注意事项：阴虚内热、火热腹痛者及孕妇忌服。**

处方来源　《药酒汇编》

〈附　记〉验之临床，上述各症，凡证属虚寒型者，屡收良效。

姜糖酒

〈处　方〉生姜100g • 砂糖（红糖）100g • 黄酒1L

〈制　法〉将生姜切成薄片，置容器中，加入红糖和黄酒，密封，浸泡7天后，过滤去渣即成。

〈功能主治〉益脾温经，发表散寒。用于胃肠功能下降所致的口淡无味、食欲不振；或胃中寒冷、呕吐；或轻微感冒、妇女痛经等症。

〈用法用量〉口服：每次服20～30ml，日服2次。

⚠ **注意事项：凡阴虚内热（潮热、夜热盗汗、口干舌红者）忌服。**

〔处方来源〕 《药酒汇编》

〔附　记〕本药酒还可用于因受雨淋湿，或在水中存留时间过久，寒战不已者，服之，可预防感冒，效佳。

高良姜酒

〔处　方〕高良姜70g • 藿香50g • 黄酒500ml

〔制　法〕先将高良姜用火炙出焦香，打碎，藿香切碎，置砂锅中，加入黄酒，煮沸至3~4沸，过滤去渣即成。

〔功能主治〕暖胃散寒，芳香化浊，理气止痛。用于胃寒呕吐、脘腹冷痛、霍乱吐痢等病。

〔用法用量〕口服：每次服15~20ml，日服2次。霍乱1次顿服150~200ml。

〔处方来源〕 经验方

〔附　记〕唐·《外台秘要》，明·《普济方》中，只取高良姜70~150g。余同上，效果亦佳。

麻子酒

〔处　方〕麻子500g • 白酒1.5L

〔制　法〕麻子熬令香，熟捣，取酒熟研，滤取1L。

〔功能主治〕温胃止呕。用于恶心、呕吐。

〔用法用量〕口服：每日2次，适量饮。

〔处方来源〕 唐·《千金要方》

椒酒

〔处　方〕硫黄（明者）100g • 川椒200g • 诃子（略捶碎）30g • 白酒50L

〔制　法〕上3味，各用生绢袋盛之，以无灰酒渍之，7日即可服，饮1杯即加1杯生酒在内，川椒90日一换，诃子72日一换，硫黄则长用，病除即止。

〈功能主治〉温中行气，制酸止呕。用于治反胃、胃寒吞酸等。

〈用法用量〉口服：适量饮服。

> ⚠ 注意事项：阴虚火旺者及孕妇忌服。

处方来源 明·《医方类聚》

第六节
痞症用药酒

人参半夏酒

〈处　方〉半夏30g · 黄芩30g · 人参20g · 干姜20g · 炙甘草20g · 黄连6g · 大枣10g · 白酒750ml

〈制　法〉将前7味共捣碎或切成薄片，入布袋，置容器中，加入白酒，密封，浸泡5日后，再加冷白开水500ml和匀，过滤去渣即得。

〈功能主治〉和胃降逆，开结散痞。用于胃气不和、寒热互结、心下痞硬、呕恶上逆、不思饮食、肠鸣下利、体倦乏力。

〈用法用量〉口服：每次服20ml，每日早、晚各服1次。

处方来源 东汉·《伤寒论》

玉露酒

〈处　方〉薄荷叶2.5kg · 绿豆粉750g · 白砂糖750g · 天门冬（去心）30g · 麦门冬（去心）30g · 天花粉30g · 白茯苓（去皮）120g · 柿霜120g · 硼砂15g · 冰片6g

〈制　法〉将薄荷叶、天门冬、麦门冬、天花粉、白茯苓等5味药捣碎或切成薄片，用新盆2个，将药末相间隔，着实盛于内，二盆合之封固如法，不许透气，蒸5柱香，取出晒干，抖出群药，复加余药和白糖，共研细末、备用。

〈功能主治〉清热滋阴，理脾化痰。用于诸疾痰饮、宿滞噎塞、气病奔豚、膙胀、咳喘下坠、乍寒乍热、头目晕胀、咽喉肿痛，不拘老少，并皆主之。

〔用法用量〕口服：每次服药2～5g，用酒（或黄酒）送服，日服2次。

〔处方来源〕明·《鲁府禁方》

白玫瑰酒

〔处　　方〕白玫瑰精10g • 冰糖5kg • 白酒25L

〔制　　法〕将上药和冰糖一同加入白酒中浸泡，待冰糖溶解尽后即可取服。

〔功能主治〕平肝开郁，顺气祛湿，养胃舒脾，活血通络。一切胸膈痞闷之症皆主之。

〔用法用量〕口服：每次服5～10ml，日服2次。

〔处方来源〕经验方

第七节
胃腹疼痛用药酒

人参药酒

〔处　　方〕• 黄精（制）1.25kg • 黄芪1kg • 人参（去芦）500g • 莱菔子（炒）200g • 五味子200g • 陈皮750g • 白术（炒）200g • 高良姜500g • 肉桂100g • 苍术（炒）200g • 鹿角胶85g • 丁香65g • 淫羊藿100g • 白糖19g • 红花65g • 50°白酒25L

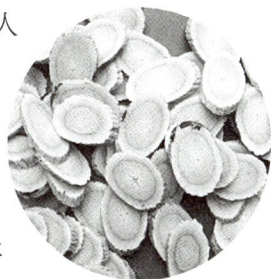

〔制　　法〕将上药切成薄片共入坛内封固一月余，取出装瓶备用。

〔功能主治〕补气养血，暖胃散寒。用于气血两亏、神疲乏力、胃寒作痛、食欲不振。

〈用法用量〉口服：每次服10～15ml，日服2～3次，温服。

⚠ 注意事项：孕妇忌服，密闭，放阴凉处。

〈处方来源〉《新编中成药》

二青酒

〈处　　方〉青核桃600g • 青木香30g • 白酒1.5L
〈制　　法〉将前2味捣碎或切成薄片，置容器中，加入白酒，密封，浸泡20天，待酒变成黑褐色时开封过滤去渣，即成。
〈功能主治〉理气止痛。用于急、慢性胃痛。
〈用法用量〉口服：每次服10ml，痛时服用。

〈处方来源〉《药酒汇编》

〈附　　记〉用本药酒治疗胃脘痛，或遇情志不舒，两胁胀痛等症，颇有良效。

山核桃酒

〈处　　方〉山核桃3kg • 白酒5L
〈制　　法〉取山核桃3kg捣碎加白酒5L浸泡20日，待酒变黑褐色为止，过滤取渣，浸液备用。
〈功能主治〉收敛，消炎，止痛。用于急、慢性胃痛。
〈用法用量〉口服：每次10～15ml，日服3次。

〈处方来源〉《中药制剂汇编》

止痛酊Ⅰ

〈处　　方〉元胡5kg • 白芷5kg • 山豆根10kg • 70%食用乙醇适量50L
〈制　　法〉将前3味研成粗粉或切成薄片，用渗漉法，以食用乙醇为溶剂，制成酊剂共50L，分装即成。
〈功能主治〉理气止痛。用于胃脘痛、腹痛、头痛、月经痛、腰腿痛。

〈用法用量〉口服：每次服5ml，用温开水冲服，日服3次，或痛时服用。

〈处方来源〉《中药制剂汇编》

〈附　　记〉验之临床，止痛效佳。

龙胆草酒

〈处　　方〉龙胆草30g • 黄酒120ml
〈制　　法〉上药入黄酒同煮至60ml，去渣即成。
〈功能主治〉消炎通经利胆。用于突发性上腹部疼痛不止等症。
〈用法用量〉口服：1次服完。

〈处方来源〉《民间百病良方》

生姜煮酒

〈处　　方〉生姜（捣碎）150g • 陈酒1L
〈制　　法〉上药加入陈酒中，煮沸5～6分钟即可。
〈功能主治〉温中止痛。用于霍乱转筋、入腹欲死、心腹冷痛。
〈用法用量〉1次服完，仍以渣贴疼处。

〈处方来源〉清·《寿世清编》

〈附　　记〉本方与姜酒制法不同，功能主治亦略有差异，故收录以供
　　　　　　参考。

生姜蜜酒

〈处　　方〉生姜汁20ml • 白蜜20ml • 清酒40ml
〈制　　法〉以上3味调和均匀。
〈功能主治〉若少觉不下食，服此酒。
〈用法用量〉口服：加温，1次服完，每日1次，半月乃效。

〈处方来源〉明·《普济方》

〈附　　记〉本方用姜汁和蜜，较前姜酒，祛寒温中之力不及，但有和
　　　　　　中润肠之功。

苁蓉酒

〔处　方〕肉苁蓉30g • 肉豆蔻15g • 山萸肉15g • 朱砂5g • 白酒600ml

〔制　法〕先将朱砂研细末，前3味捣碎，入布袋，置容器中，加入白酒，密封，浸泡7日，每日振摇1次，至时过滤去渣即成。

〔功能主治〕温补脾肺，养血安神。用于脘腹疼痛、腰酸遗精、食欲缺乏、便溏泄泻等。

〔用法用量〕口服：每次服7～15ml，日服3次。

〔处方来源〕《药酒汇编》

佛手开郁酒

〔处　方〕佛手片10g • 青皮10g • 陈皮10g • 木香5g • 高良姜5g • 砂仁3g • 肉桂3g • 丁香1g • 白酒500ml • 黄酒500ml

〔制　法〕将上述药物粉碎成粗末或切成薄片，装入纱布袋内，扎口，再将白酒、黄酒混合后浸泡药袋。48小时后将药酒连容器置锅中，隔水小火煮，待水沸后半小时，把容器移至阴凉处。7日后取出药袋，压榨取液。将榨取液与药酒合并，静置，过滤即得。

〔功能主治〕宽胸解郁，行气开胃，温中止痛。用于肝胃不和、胃脘气滞作胀、不思饮食或胃寒胀痛不适。

〔用法用量〕口服：每次服10～20ml，日服2次。

〔处方来源〕《临床验方集》

〔附　记〕若兼有食滞不化，可加谷芽、麦芽、莱菔子各15g。

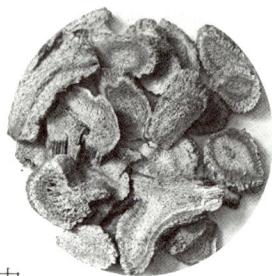

佛手酒Ⅰ

〔处　方〕佛手30g • 白酒1L

〔制　法〕将佛手洗净、用清水润透后切片，再切成3份正方形小块，经风吹略收水气后，放入坛（瓶）内，然后注入白酒，封口浸泡。每隔5日，将坛搅拌或摇动一次，10日后即可开坛，滤去药渣即成。

〔功能主治〕疏肝理气，消食化痰。用于肝气郁结、脾胃气滞所致之胃脘胀痛，连及两胁、嗳气、恶心呕吐、咳嗽痰多、食欲不振、大便不畅、常忧不乐。

〈用法用量〉口服：每次服15~20ml，日服2次。不善饮酒的人可酌服3~5ml。

〈处方来源〉《大众药膳》

〈附　　记〉《中国药膳学》。患者常因情志不舒而作痛，嗳气或矢气后疼痛稍减，苔多薄白，脉弦。本方用佛手300g，余同上。制成药酒，功力尤大。佛手有降低酒的刺激作用。

佛手露酒Ⅰ

〈处　　方〉佛手20g · 五加皮30g · 木瓜12g · 木香6g · 山栀15g · 高良姜9g · 砂仁9g · 公丁香6g · 当归18g · 广皮15g · 青皮12g · 肉桂9g · 冰糖1.5kg · 白酒3L

〈制　　法〉将上述药物装入生绢袋内，浸于3L白酒中，用文火加热30分钟后过滤，加冰糖1.5kg溶化，以瓷坛或玻璃瓶存贮。

〈功能主治〉舒肝和胃，行气止痛。用于肝郁气滞、脾胃不和、胸胁满闷心烦、气逆欲呕、食欲不振、胃脘胀痛等症。

〈用法用量〉口服：服用时，每日早晨、中午各温服2~3小盅。

❗ **注意事项：孕妇忌服。**

〈处方来源〉《全国中成药处方集》

〈附　　记〉佛手露酒的配方性质偏温，但温中有清，方中有不少富含挥发油的药物，气味芳香。《全国中成药处方集》中还有一种佛手酒，用佛手18g，木瓜、青皮、五加皮、枳壳各9g，酒泡而成。功用与上方略近似，但其芳香气弱，温中和胃之功亦逊一筹。

灵脾肉桂酒

〈处　　方〉仙灵脾30g · 陈皮15g · 豆豉30g · 黑豆皮30g · 肉桂30g · 大腹皮10g · 生姜6g · 葱白3根 · 黄酒1L

〈制　　法〉将前8味切薄片或捣碎。入布袋，悬置容器中，加入黄酒，密封，置热炭火处煨24小时后，取出候冷，过滤去渣备用。

〈功能主治〉温补肾阳，健脾利湿。用于脾肾两虚、脘腹冷痛、食欲不振、腰酸腿软等症。

〈用法用量〉口服：每次温服10～20ml，日服2次。

> ❗ **注意事项：阴虚内热证者忌服。**

〈处方来源〉 明·《普济方》

玫瑰露酒

〈处　　方〉鲜玫瑰花350g • 冰糖2kg • 白酒4L

〈制　　法〉将花浸酒中，冰糖同时放入，浸月余，要使用瓷坛或玻璃瓶存贮。

〈功能主治〉疏肝养胃，和血活血。用于肝胃不和所致胃脘胀痛或刺痛、连及两胁、嗳气频繁、食欲不振等。

〈用法用量〉口服：每次服30～50ml，日服3次。

〈处方来源〉 《全国中药成药处方集》

〈附　　记〉玫瑰花，味甘微苦，性温，其气芳香，善于疏肝解郁，调中醒脾，并有活血化瘀的功效。

茱萸桃仁酒

〈处　　方〉吴茱萸50g • 桃仁50g • 葱白（鲜品煨熟）30g • 白酒150ml

〈制　　法〉前2药调和令吴茱萸焦黑后，去吴茱萸，取桃仁，去皮尖研细，加葱白以酒浸药。

〈功能主治〉温中活血止痛。用于阵发腹痛不可忍。

〈用法用量〉口服：每次50ml，服完则停用观察。

〈处方来源〉 晋·《肘后备急方》

胃痛药酒

〈处　　方〉地榆64g • 青木香64g • 白酒1L

〈制　　法〉将前2味切薄片，置容器中，加入白酒、密封，浸泡30天后，过滤去渣，备用。

〔功能主治〕行气消胀止痛，用于慢性胃炎、胃脘痛。

〔用法用量〕口服：每次10ml，每日早、晚各1次。

〔处方来源〕《贵州农村中草药制剂》

复方元胡酊

〔处　　方〕延胡索200g • 防己200g • 制乌头20g • 曼陀罗10g • 60%食用乙醇1L

〔制　　法〕先将前4味除去灰杂，研成粗末或捣碎或切成薄片，置渗源器内，加60%乙醇浸过药面，浸渍2～3天后，缓缓渗滤，收集渗滤液，取出残渣，压榨，再把渗滤液与压榨液合并，过滤除去混浊杂物，加适量蒸馏水至1L（含醇量为50%）混匀即得。

〔功能主治〕镇静止痛。用于胃脘病、月经痛等。

〔用法用量〕口服：每次服5～10ml，日服3次。

〔处方来源〕《中药制剂汇编》

复方白屈菜酊

〔处　　方〕白屈菜200g • 元胡200g • 70%食用乙醇2L

〔制　　法〕将前2味研成粉或切成薄片；置有盖容器内，加入乙醇适量加盖浸渍24小时，时时振摇，过滤。滤渣再加乙醇适量浸渍24小时过滤，残渣压榨，合并滤液及压榨液，添加乙醇至2L即得。

〔功能主治〕消炎理气止痛。用于慢性胃炎及胃肠痉挛性疼痛。

〔用法用量〕口服：每次服5～10ml，日服3次。

〔处方来源〕《中药制剂汇编》

姜酒

〔处　　方〕姜20g • 酒100ml

〔制　　法〕以姜浸酒。或用姜汁和曲，造酒如常。也可将姜切丝，用酒煮沸8分钟，即成。

〈功能主治〉温中止痛。用于治心腹冷痛、中恶痓忤（即痓忤中恶，症状是发热持续、精神错乱）、偏风。

〈用法用量〉口服：暖服一碗即止。

〈处方来源〉明·《本草纲目》。

核刺酒

〈处　　方〉核桃（鲜果）250g • 刺梨根130g • 白酒1L

〈制　　法〉将鲜核桃果捣碎，刺梨根切碎，和白酒，按冷浸去浸渍20日后即可服用。

〈功能主治〉补气，消炎，解痛。用于慢性胃肠炎、腹痛。

〈用法用量〉口服：每次服10ml，日服3次。

〈处方来源〉《贵州农村中草药制剂》

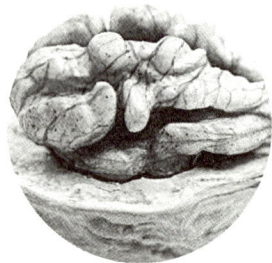

秘制白玫瑰露酒

〈处　　方〉代代花100g • 玫瑰花50g • 玫瑰精少许 • 冰糖500g • 原高粱酒5L

〈制　　法〉上药共入坛内封固1月余，取出装瓶。

〈功能主治〉疏肝解郁，理气止痛。用于气滞腹痛。

〈用法用量〉口服：适量饮服。

〈处方来源〉《成药全书》

〈附　　记〉此酒芳香扑鼻，疏肝郁而止腹痛，醒脾胃而进饮食，理滞气，宽中焦，兼治各种风痛。

温胃酒

〈处　　方〉川椒（炒）30g • 黄酒500ml

〈制　　法〉将上药置容器中，加入黄酒，密封，浸泡2～3天，即可取用。

〈功能主治〉温胃散寒，止痛。用于胃脘冷痛。

〈用法用量〉口服：每次服10ml，日服2次。

〈处方来源〉《药酒汇编》

〈附　　记〉《邵真人经验方》川椒酒（即本方），方中用无灰酒，余同上。主治虚冷短气。《本草纲目》治冷虫心痛酒方，即本方。

温脾酒

〈处　　方〉干姜30g • 甘草30g • 大黄30g • 人参20g • 制附子20g • 黄酒500ml

〈制　　法〉将前5味切薄片或捣碎，置容器中，加入黄酒，密封，浸泡5日后，过滤去渣即成。或将容器隔水煮沸，浸泡1~2日即可。

〈功能主治〉温中散寒，止痛通便。用于脾胃虚寒所致脘腹冷痛、大便秘结或久痢等症。

〈用法用量〉口服：每次温服10~20ml，每日早、晚各服1次。

处方来源　日本·《杂病广要》

第八节
吐泻（急性胃肠炎）用药酒

丁香山楂酒

〈处　　方〉丁香2粒 • 山楂6g • 黄酒50ml

〈制　　法〉将上药捣碎放入瓷杯中，再注入黄酒。再把瓷杯放入锅内，隔水煮10分钟，去渣备用。

〈功能主治〉温中止痛。用于感寒腹痛、腹胀、吐泻等症。

〈用法用量〉口服：趁热3次顿服。

⚠️ **注意事项：热病及阴虚内热者忌服。**

处方来源　《药酒汇编》

〈附　　记〉验之临床，效果甚佳。《千金翼方》丁香煮酒，即本方山楂、丁香改用10g，余同上。用外感寒性腹痛、腹胀、吐泻、反胃、疝气、痃癖、癣证。

干姜酒Ⅱ

〔处　　方〕干姜30g • 黄酒500ml

〔制　　法〕将干姜捣碎或切成薄片，置砂锅内，加入黄酒，煮沸至300ml，过滤去渣备用。

〔功能主治〕温中逐寒，回阳通脉。用于心腹冷痛、吐泻、肢冷脉微、寒饮喘咳、风寒湿痹、阳虚呕吐；或吐衄、便血、老人冷气心痛、举动不得。

〔用法用量〕口服：每次服20ml，日服2次。

⚠ **注意事项：热性诸证者忌服。**

处方来源　《药酒汇编》

〔附　　记〕验之临床，上述各症，凡证属阳虚者，用之多效。

救急水

〔处　　方〕广木香5g • 丁香5g • 大茴香5g • 牙皂5g • 肉豆蔻5g • 广橘皮5g • 石菖蒲5g • 荜茇5g • 生大黄15g • 川厚朴8g • 苍术8g • 藿香6g • 细辛4g • 吴茱萸4g • 肉桂3g • 高良姜3g • 白豆蔻3g • 白酒800ml

〔制　　法〕将上17味药研粗末或切成薄片，与白酒黄置入容器中，密封浸泡20日后，去渣，加樟脑10g，薄荷冰1.5g拌匀即成。

〔功能主治〕提神醒脑。用于胸腹胀闷热不适、恶心欲吐、晕船晕车、水土不服、腹痛腹泻等。

〔用法用量〕口服：每日可服数次，每次服20～30滴，六七岁儿童每次服5～10滴，用开水冲服。

⚠ **注意事项：孕妇忌服。阴虚津亏、舌红口干者亦忌服。**

处方来源　《临床验方集》

〔附　　记〕本方效力宏大，救急颇为神验。

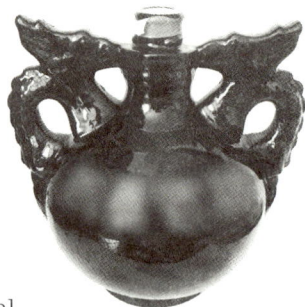

第九节
胃及十二指肠溃疡用药酒

元胡酊

〈处　　方〉元胡（粗粉）500g • 50%食用乙醇2L

〈制　　法〉将上药置有盖容器中，加酸性乙醇（50%乙醇中加入酸液至pH值为4）600ml，均匀湿润后密盖，放置2小时。在填药物以上，须先取脱脂棉一团或几层纱布，用溶媒湿润后，轻轻垫在渗滤器的底部，分数次将已湿润的药物粉填装入筒内，每加1次均用木极或瓶塞均匀压平，再于药料表面盖二层滤纸或几层纱布，再用洗净的砂粒或小石子压好，同时将橡皮管上的螺旋夹放松，并从筒顶缓缓加入适量酸性乙醇，使酸性乙醇高出药材表面数厘米，加盖放置一昼夜后，适当放松螺旋夹，使滤液缓缓流出，并调节速度每分钟为2ml，在渗源过程中须随时自上面补充溶媒，使药料表面经常保持一定溶媒，能够将药料中的有效成分浸出。至滤液渗出液量达750ml时即停止渗滤。药渣中的余液用力挤压，与滤液合并，滤过，并添加50%乙醇至1L，分装即得。

〈功能主治〉镇痛，镇静。用于各种平滑肌痉挛疼痛。

〈用法用量〉口服：每次服10ml，日服3次。

〈处方来源〉《中药制剂汇编》

〈附　　记〉用治胃痉挛，效果亦佳。

止痛酊Ⅱ

〈处　　方〉白屈菜20g • 橙皮10g • 白酒100ml

〈制　　法〉将前2味切碎或切成薄片，置容器中，加入乙醇50ml，密封，浸泡3日，过滤，药渣用纱布挤压，二汁混合，添加乙醇制成100ml，澄清即得。

〈功能主治〉理气止痛。用于慢性胃炎及胃肠道痉挛引起的疼痛。

〈用法用量〉口服：每次服5~10ml，日服3次。

〈处方来源〉《中药制剂汇编》

平胃酒

〈处　方〉大枣200g • 山药200g • 枸杞子200g • 砂仁100g • 山楂100g • 麦芽100g • 肉豆蔻50g • 小茴香50g • 干姜50g • 鸡内金50g • 炒陈皮80g • 蜂蜜100g • 40°白酒3L

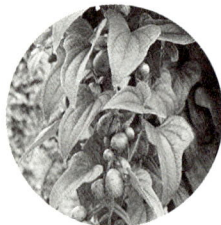

〈制　法〉将大枣去核，与上药烘干，研为细末或切成薄片，放砂锅内加酒热浸（65~70℃）30分钟，放置待凉过滤，残渣加酒再浸20分钟过滤，合并滤液加入蜂蜜，搅拌溶化，过滤装瓶。

〈功能主治〉健脾和胃，消食化积，温中散寒，补中益气，滋补肝肾。用于治疗胃及十二指肠溃疡。

〈用法用量〉口服：每次服25ml，日服2次，2个月为一疗程。

〈处方来源〉《陕西中医》1997，（1）：5

〈附　记〉有单位以本品治疗胃及十二指肠溃疡128例，结果治愈39例，好转64例，无效25例，总有效率80.5%。

青龙衣酒

〈处　方〉青龙衣1.5kg • 单糖浆675g • 60°白酒2.5L

〈制　法〉将青龙衣捣碎，置容器中，加入烧酒，密封，浸泡20~30天，过滤去渣，再加入单糖浆溶匀即成。

〈功能主治〉和肠胃，止疼痛。用于胃脘疼痛（胃及十二指肠溃疡、慢性胃炎等）不止、泻痢不止。

〈用法用量〉口服：每次服15ml，日服1~2次。

〈处方来源〉《简明中医辞典》

〈附　记〉青龙衣即胡桃的青皮。验之临床，确有良效。

复方金牛酊

〔处　方〕入地金牛根1kg • 救必应二层皮1.25kg • 金樱根 1.25kg • 樟脑根皮250g • 鸡骨香根120g • 七叶莲叶 120g • 40°白酒5L

〔制　法〕将前6味洗净，切碎或切成薄片，晾干，入布袋，置容器中，加入乙醇，密封，浸泡15天后，过滤去渣，取药液加热浓缩至1.5L，贮存备用。

〔功能主治〕补气，消炎，止痛。用于胃及十二指肠溃疡、慢性胃肠炎、消化不良、风湿痛、牙痛及毒蛇咬伤等症。

〔用法用量〕口服：成人每次服5～10ml，日服3次。

〔处方来源〕《中草药通讯》

第十节
消化不良用药酒

二术酒

〔处　方〕白术106g • 苍术106g • 白酒400ml

〔制　法〕将二术切碎，置砂锅中加水460ml煮取300ml，离火，置容器中，加入白酒，密封，浸泡7日后，过滤去渣备用。

〔功能主治〕健脾胃，助消化，消胀止泻。用于脾虚所致的食欲不振、消化不良、胸腹胀满、泄泻等症。

〔用法用量〕口服：每次服30～50ml，日服3次，或随时随量饮之，勿醉。

〔处方来源〕《临床验方集》

山楂桂圆酒

〔处　方〕山楂250g • 桂圆250g • 红枣30g • 红糖30g • 米酒1L

〔制　法〕先将前3味洗净、去核、沥干，然后加工粗碎，置容器中，再加入红糖和米酒，搅匀，密封，浸泡10天后，过滤去渣，澄清即可。

〔功能主治〕益脾胃，助消化。用于肉食积滞、脾胃不和、脘腹胀满、消化呆滞、面色萎黄等症。

〔用法用量〕口服：每次服20～30ml，日服2次。

〔处方来源〕《药酒汇编》

〔附　记〕本药酒作辅助治疗之用，可提高疗效。验之临床，单用本药酒，必须坚持服用，其效始著。

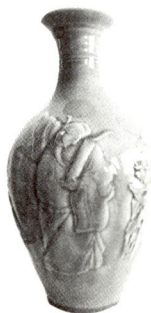

山楂酒 I

〔处　方〕干山楂片500g • 60°白酒500ml

〔制　法〕将山楂洗净去核切薄片，置容器中，加入白酒，密封，浸泡7日，每日振摇1次，1周后过滤去渣，备用。

〔功能主治〕活血化瘀，消食去积。用于消化不良及劳力过度、身痛疲倦和妇女痛经、高血脂等症。

〔用法用量〕口服：每次服10～20ml，日服2次。

〔处方来源〕《药酒汇编》

〔附　记〕另一方山楂为250g，一方白酒为300ml。余同上。验之临床，坚持服用，确有良效。

五香酒

〔处　方〕甘草120g • 菊花120g • 甘松120g • 官桂120g • 白芷120g • 藿香120g • 三奈120g • 青皮120g • 薄荷120g • 檀香120g • 砂仁120g • 丁香120g • 大茴香120g • 细辛120g • 红曲18g • 木香18g • 干姜12g • 小茴香15g • 白酒4.5L

〔制　法〕先将前18味切薄片或捣碎，入布袋，置容器中，加入白酒（多年陈烧酒佳），密封，浸泡10天后过滤去渣即成。

〔功能主治〕补脾健胃，散寒止痛，芳香辟秽，发表祛暑。用于脾胃气滞、虚寒脘满、食欲不振等症。并可用于寒凝气滞的小肠疝气及暑月感受风寒等症。

〔用法用量〕口服：每次服10～20ml，每日早、晚各服1次。

> ⚠️ **注意事项：** 忌食生冷、油腻食物。此外该酒辛香温燥的药物居多，凡阴虚火旺者不宜服，以免重伤阴液。

〖处方来源〗 《清太医院配方》

〖附　　记〗 若是感受暑热、温热之邪，不恶寒而怕热，多汗，口渴舌红者，则不可饮用该酒。

白药酒 I

〖处　　方〗 白茯苓15g・白术15g・天花粉15g・山药15g・芡实15g・牛膝15g・薏苡仁15g・白豆蔻9g・白蜜500g・白酒5L

〖制　　法〗 以上药物用白酒浸泡数日加入白蜜调匀后使用。

〖功能主治〗 健脾祛湿开胃。用于脾虚食少、食后腹满、小便不利、大便溏者。

〖用法用量〗 口服：服用时每次1～2盅。

〖处方来源〗 清・《良朋汇集》，《治疗与保健药酒》

〖附　　记〗 本方用药清淡，补而不滞，且其饮片多为白色，故称之为白药酒方，此亦药酒命名方法之一。

西洋药酒

〖处　　方〗 红豆蔻（去壳)6g・煨肉豆蔻（面裹煨，用粗纸包压去油）5g・白豆蔻（去壳）8g・高良姜（切片，焙）10g・甜肉桂（去粗皮）5g・公丁香3g・白糖120g・干烧酒500ml

〖制　　法〗 先用上白糖霜，水1碗，入铜锅内煎化，再入鸡子清2个，煎十余沸，加入干烧酒，离火置稳便处，将药末入锅内打匀，以火点着烧酒片刻，即盖锅，火灭，用纱罗滤去渣，入瓷瓶内，用冷水冰去火气。

〖功能主治〗 醒脾行气，散寒止痛。用于脾胃虚寒、气滞脘满、进食不化、呕吐恶心、腹泻作痛等。

〖用法用量〗 口服：每次服10～20ml，每日早、晚各服1次。

处方来源 清·《冯氏锦囊秘录》

红茅药酒

〔处　　方〕公丁香6g • 白豆蔻6g • 肉豆蔻6g • 草豆蔻6g • 桂枝6g • 山药6g • 高良姜6g • 零陵香6g • 红豆蔻6g • 枸杞子10g • 砂仁10g • 佛手10g • 白芷10g • 当归30g • 檀香2g • 木香2g • 肉桂20g • 陈皮20g • 沉香4g • 红曲10g • 白酒2L • 蜂蜜150g • 冰糖40g

〔制　　法〕先将前20味药切成薄片或粉碎，入布袋，置容器中，加入白酒，加热，煮数沸后再见入蜂蜜、冰糖，溶化，密封，浸泡1～3日后，过滤去渣即成。

〔功能主治〕理脾和胃，温中散寒。用于寒湿中阻、脾胃气滞所致的脘满痞塞、腹胀腹痛、不思饮食、消化不良等症。

〔用法用量〕口服：每次服30～50ml，日服3次。或随量饮服。

❗ **注意事项：饮时须将酒烫热后服为佳。凡阴虚内热者忌服。**

处方来源 《全国中药成药处方集》

状元红酒

〔处　　方〕当归15g • 红曲30g • 砂仁30g • 广皮15g • 青皮15g • 丁香6g • 白蔻6g • 山栀6g • 麦芽6g • 枳壳6g • 藿香9g • 厚朴6g • 木香3g • 冰糖100g • 白酒2L

〔制　　法〕将上述药物切成薄片后装入布袋内，兼容于白酒中，用文火煮30分钟后加入冰糖，取出放凉。

〔功能主治〕醒脾开胃，化滞祛湿，疏肝理气。用于脾胃失和、肝气郁滞。无明显症状者服之亦有醒脾开胃，增加食欲的作用。

〔用法用量〕口服：每次服20～50ml，每日早、晚各服1次。

❗ **注意事项：孕妇忌服，阴虚津亏者不宜服用。**

处方来源 《全国中药成药处方集》

〈附　　记〉本方虽有当归滋阴养血，但总以温燥之品为主药，故适用于气滞而偏寒者。

补脾和胃酒

〈处　　方〉人参40g・怀山药40g・白术50g・生姜20g・五味子30g・山楂30g・山茱萸30g・白酒2.5L

〈制　　法〉将前7味切薄片或捣碎，入布袋，置容器中，加入白酒，密封，浸泡21天后过滤去渣即成。

〈功能主治〉补脾益气，活血脉，助消化。用于脾胃虚弱、食欲不振、肾虚遗精、泄泻肢冷。

〈用法用量〉口服：每次服15～20ml，每日早、晚饭后（约1小时后）各服1次。

〈处方来源〉《药酒汇编》

陈皮山楂酒

〈处　　方〉陈皮50g・山楂50g・白酒500ml

〈制　　法〉先将2药切片，置容器中，加入白酒，密封，浸泡7天后，过滤去渣，即成。

〈功能主治〉行气健脾，燥温降逆，止呕开胃。用于消化不良、食少胃满、脘腹胀满等症。

〈用法用量〉口服：每次服30～50ml，日服2～3次。

〈处方来源〉《药酒汇编》

〈附　　记〉本方用于脾虚扶湿证尤宜。

金橘酒

〈处　　方〉金橘600g・蜂蜜120g・白酒1.5L

〈制　　法〉将前1味洗净，晾干，切片或捣碎，与蜂蜜一起置容器中，加入白酒，密封，浸泡2个月后即可饮用。

〈功能主治〉理气解郁，开胃消食。用于食欲不振、食滞胃呆、腹胀、咳嗽、痰稀白等症。

〔用法用量〕口服：每次服15～20ml，日服2次。

〔处方来源〕《药酒汇编》

〔附　　记〕笔者应用，常加入法半夏、砂仁各5～30g。验之临床，效果尤佳。

刺梨酒

〔处　　方〕刺梨500g•糯米酒1L

〔制　　法〕先将刺梨洗净、晾干，捣烂后装入洁净的纱布中，取汁置容器中，冲入糯米酒，搅匀即成。

〔功能主治〕健胃消食，滋补身体。用于消化不良、食积饱胀及病后体虚等症。

〔用法用量〕口服：每次服20～30ml，日服2次。

〔处方来源〕《民间百病良方》

参附酒Ⅰ

〔处　　方〕人参30g•大茴香15g•制附子20g•砂仁20g•白术20g•白酒1L

〔制　　法〕将前5味切薄片或捣碎，入布袋，置容器中，加入白酒，密封，浸泡14天后，过滤去渣即成。

〔功能主治〕补气健脾，开胃消食，散寒止痛。用于脘腹冷痛、食少纳呆、泛吐清水、喜温喜按、四肢不温、大便稀溏。

〔用法用量〕口服：每次空腹服10～20ml，每日早、中、晚各服1次。

〔处方来源〕《临床验方集》

〔附　　记〕验之临床，凡属虚寒性所致上述诸症者，用之效佳。

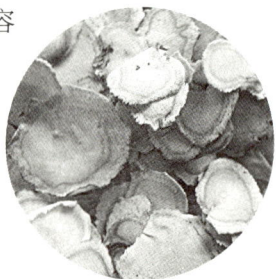

草果酒

〔处　方〕草果10g・山楂5g・白酒250ml

〔制　法〕先将前2味洗净、晾干，捣碎，置容器中，加入白酒，密封，浸泡7～10天后过滤去渣即得。

〔功能主治〕温中燥湿，化积消食，通气理中。用于消化不良、脘腹胀满、反胃食积等症。

〔用法用量〕口服：每次服10～15ml，日服2次。

〔处方来源〕《民间百病良方》

〔附　记〕本方对于脾虚湿聚、食滞中脘者尤宜。

药茅药酒

〔处　方〕公丁香6g・白豆蔻6g・砂仁10g・良姜6g・仙茅6g・红豆蔻6g・白芷10g・当归30g・木香2g・肉豆蔻6g・陈皮20g・枸杞子10g・檀香2g・草豆蔻6g・佛手10g・桂枝6g・沉香4g・肉桂20g・山药6g・神曲20g・冰糖200g・蜂蜜120g・烧酒2.5L

〔制　法〕将上述药物切成薄片装入布袋，浸于烧酒中，加热，煮数沸再兑入蜂蜜，冰糖，溶化即成。

〔功能主治〕理脾和胃，温中散寒。用于寒湿中阻、脾胃气滞的脘满痞塞、腹胀腹痛、不思饮食、消化不良等症。

〔用法用量〕口服：每次服10～20ml，每日早、晚各服1次。

⚠ **注意事项：酒须烫热饮用。**

〔处方来源〕《全国中医成药处方集》

〔附　记〕本方在大量辛温药中加入当归、枸杞子、山药滋阴养血，用以防止温燥伤阴，配方合理，气味芳香，是一种理想的药酒。

复方龙胆酊

〔处　方〕龙胆草100g・陈皮40g・豆蔻10g・70%食用乙醇1L

〔制　法〕将前3味加工成七号粉。依照浸渍法，加70%食用乙醇，依法浸渍，过滤去渣即得。

〔功能主治〕苦味健胃，芳香理气。用于消化不良、食欲不佳、脘腹气胀等。

〔用法用量〕口服：每次服2~5ml，日服3~4次。

〔处方来源〕《中药制剂汇编》

〔附　　记〕有医家认为，方中龙胆草改用50g，加砂仁50g，乙醇改用白酒，用冷浸法，密封，浸泡7天，过滤去渣，每次服15~25ml，日服3次，余同上。多年使用，疗效较为满意。

神仙药酒

〔处　　方〕木香9g • 丁香6g • 檀香6g • 茜草60g • 砂仁15g • 红曲30g • 蜂蜜50g • 白酒500ml

〔制　　法〕将前6味共研组末，炼蜜为1丸。每丸用白酒500ml，密封，浸泡3~5天即可。

〔功能主治〕开胃消食，顺气消胀，快膈宽胸。用于脘腹饱满、嗳气打嗝、消化力弱、食欲不振等症。

〔用法用量〕口服：每次服15~20ml，日服2次。

⚠ 注意事项：阴虚火旺者忌服。

〔处方来源〕《清太医院配方》

〔附　　记〕验之临床，凡肝气犯胃所致者，每收良效。

黄芪酒I

〔处　　方〕黄芪60g • 黄酒500ml

〔制　　法〕将上药研碎置容器中，加入黄酒，密封，浸泡7天每日振摇1次。过滤去渣即成。

〔功能主治〕补气健脾，固表止汗。用于脾胃虚弱、食少纳呆、消化不良、心悸气短、四肢无力、体虚多汗、气虚脱肛等症。

〔用法用量〕口服：每次服20~30ml，日服2次。

〔处方来源〕《药酒汇编》

〔附　　记〕若证情较重，宜倍量服之，并配用对证汤剂服之，效果尤佳。验之临床，须坚持服用，其效始著。脱肛者加升麻5g。

菖蒲木瓜酒

〔处　方〕鲜石菖蒲20g • 鲜木瓜20g • 九月菊20g • 桑寄生30g • 小茴香10g • 白酒1.5L

〔制　法〕先将前5味切成薄片或捣碎，入布袋，悬于容器中，加入烧酒，密封，浸泡7日后，过滤去渣备用。

〔功能主治〕清心，柔肝，补肾，助消化。用于阳虚恶风、消化不良、眩晕乏力等症。

〔用法用量〕口服：每日早晨温饮10ml。

〔处方来源〕《药酒汇编》

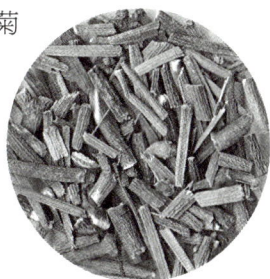

缩砂酒

〔处　方〕缩砂仁500g • 白酒2.5L

〔制　法〕砂仁炒研，袋盛浸酒。

〔功能主治〕消食和中，下气。用于心腹痛、食滞。

〔用法用量〕口服：每次服15~20ml，日服2次。

〔处方来源〕明·《本草纲目》

第十一节
噎膈用药酒

马蹄香酒

〔处　方〕马蹄香（又名杜衡）200g • 白酒3L

〔制　法〕将上药研成细末，入白酒熬制稀糊状膏，备用。

〔功能主治〕理气开胃，散风逐寒，消痰行水，活血平喘。用于治疗噎食膈气。

〔用法用量〕口服：每服3匙，白酒调下，日服3次。

〔处方来源〕明·《本草纲目》

〈附　　记〉一方用马蹄香120g，白酒300ml。验之临床，多获良效。

佛手酒Ⅱ

〈处　　方〉佛手片30g • 干荸荠30g • 莲子肉30g • 红枣30g • 柿饼30g • 橄榄30g • 桂圆30g • 薏苡仁30g • 白酒2.5L

〈制　　法〉将前8味捣碎或切片，置容器中，加入白酒，密封，浸泡7天后过滤去渣备用。

〈功能主治〉健脾养胃，通膈开胃。用于反胃噎膈。

〈用法用量〉口服：每次温服10～20ml，日服3次。

〈处方来源〉《验方新编》

启膈酒

〈处　　方〉沙参9g • 丹参9g • 茯苓5g • 砂仁壳5g • 川贝母（去心）5g • 郁金3g • 杵头糠3g • 荷叶蒂2个 • 黄酒500ml

〈制　　法〉将前8味捣碎或切成薄片，置砂锅内，加入黄酒，煮至300ml，备用。

〈功能主治〉养胃和中，活血通膈。用于治疗噎膈。

〈用法用量〉口服：每日1剂，分2次饮服。

〈处方来源〉清·《医学心悟》

〈附　　记〉本方原为水煎，改用酒剂。酒行药势，并增强药力，故用之临床，效果尤佳。书云："通噎膈、开关之剂，屡效。偏虚者加人参；兼虫积加胡黄连、芜荑；兼血积加桃仁、红花，或加生韭汁；兼痰积加广橘红；兼食积加莱菔子、麦芽、山楂。"

杵头糠：过去吃的米是用石臼捣出来的，用的东西，一个凹进去的圆形石槽，为阴；一个圆凸形的石杵，为阳。这个东西就像我们用的捣蒜的钵盂和碓子，用那个石杵，也叫碓头，往下面砸或者捣，反复的上下捣这个石臼里面的稻子，慢慢地稻子的壳就剥落了，米就出来了。因为捣米的时候，米嘴附近会有米糠油等液体渗出，捣时间长了石杵上面会粘上一些米糠和米嘴，这个就是做药用的杵头糠！

除噎药酒

〈处　　方〉浙贝母6g • 砂仁6g • 广木香6g • 广陈皮6g • 白酒500ml • 白糖300g

〈制　　法〉将前4味切成薄片或捣碎，置瓷瓶内，加入白酒和白糖，密封，浸泡，隔水加热30分钟左右，取出瓷瓶放凉即成。去渣服用。

〈功能主治〉理气开胃。用于吞咽时如有物梗而不畅、食欲不振、脘满、舌苦白腻等症。

〈用法用量〉口服：每日清晨饮服1杯（30～50ml）。

> ❗ **注意事项：如有燥热之象者忌服。**

〈处方来源〉《神福堂公选良方》

〈附　　记〉验之临床，确有良效。用治梅核气初起，效果亦佳。如将前4味改用15g，余同上。用之临床，效果尤佳。

噎膈酒

〈处　　方〉厚朴30g • 陈皮30g • 白蔻仁30g • 橘饼30g • 荸荠120g • 白糖120g • 冰糖120g • 蜂蜜60g • 白酒3L

〈制　　法〉将前5味共捣碎，置容器中，加入冰糖和白酒，密封，浸泡10余日，过滤去渣、兑入白糖、蜂蜜搅拌溶化后即成。

〈功能主治〉养胃和中，理气通膈。用于噎膈之轻症、吞咽梗塞不畅。

〈用法用量〉口服：每次服30ml，或酌情适量饮用，日服3次。

〈处方来源〉《验方新编》

第十二节
便血用药酒

仙人二草酒

〔处　方〕仙人掌草110g • 生甘草50g • 黄酒1.5L

〔制　法〕将上药捣碎或切成薄片，置容器中，加入黄酒，密封，浸泡5天后，过滤去渣备用。

〔功能主治〕清热凉血。用于肠风下血。

〔用法用量〕口服：每次空腹服20～30ml，日服2次。

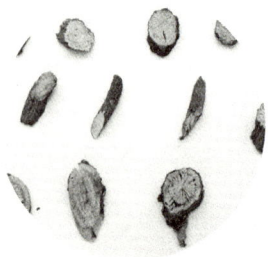

（处方来源）《民间百病良方》

地榆酒I

〔处　方〕生地榆50g • 白茅根50g • 赤芍30g • 甘草15g • 白糖250g • 黄酒500ml

〔制　法〕将前4味共捣碎或切成薄片，置玻璃瓶中，注入黄酒，盖紧瓶口，放入盛水锅中，隔水煮1小时，再加入白糖，浸泡3天后，过滤去渣即成。

〔功能主治〕凉血止血。用于肠风、便血、尿血等症。

〔用法用量〕口服：每次空腹服20～30ml，日服2次。

⚠ **注意事项：忌食辛辣之物。**

（处方来源）经验方

刺五加酒

〔处　方〕刺五加65g • 白酒500ml

〔制　法〕将上药切碎或切成薄片，置容器中，加入白酒，密封，浸泡10日后，过滤去渣即成。

〔功能主治〕凉血活血，通络止痛。用于肠风痔血、跌打损伤、风湿骨痛。

〔用法用量〕口服：每次空腹服20ml，日服2～3次。

〔处方来源〕 明·《本草纲目》

第十三节
便秘用药酒

三黄酒

〔处　方〕黄芩30g · 黄柏30g · 大黄30g · 川厚朴15g · 甘草10g · 白糖150g · 低度白酒500ml

〔制　法〕将前5味切成薄片，置容器中，加入白酒，密封，浸泡7日后，过滤去渣，加入白糖，溶化即成。

〔功能主治〕清热泻火，理气通便。用于热结便秘。

〔用法用量〕口服：每次空腹服20～30ml，日服2次。

❗ 注意事项：虚秘、寒秘者忌服。

〔处方来源〕 《中国药酒配方大全》

大黄附子酒

〔配　方〕大黄30g · 制附子30g · 白酒300ml

〔制　法〕将前2味切薄片，置容器中，加入白酒，密封，浸泡5日后，过滤去渣即成。

〔功　用〕温中通便。用于冷秘、寒秘。

〔用　法〕口服：每次空腹温服20～30ml，日服2次。

❗ 注意事项：热秘者忌服。

〔处方来源〕 《中国药酒配方大全》

马奶酒

〈处　方〉新鲜马奶

〈制　法〉将新挤的新鲜马奶盛于沙巴（用大牲畜皮制的酿袋）中，用奶杆加以搅拌，使其发酵至微带酸味，且具酒香时即可饮用。若天气炎热，发酵过度或保存不善，易变质。

〈功能主治〉温补气血。用于治便秘、腹泻、肺结核、气喘、肺炎。

〈用法用量〉口服：每日饮马奶酒250～500ml。

〈处方来源〉《中国民间疗法》2000，（6）：27

〈附　记〉马奶酒自古有之。明代李时珍《本草纲目》曰："汉时以马乳造酒……气味甘，冷，无毒。"

双耳酒

〈处　方〉白木耳20g • 黑木耳20g • 冰糖40g • 糯米酒1.5L

〈制　法〉将前2味，用温水泡发，沥干切丝，备用。另将糯米酒，置容器中，用文火煮沸，再加入双耳丝，煮约30分钟后，取下候冷，密封，浸泡24小时后，过滤去渣，加入冰糖，溶后即成。

〈功能主治〉滋阴生津，益气补脑。用于体虚气弱、大便燥涩、虚热口渴、食欲不振、腰酸等症。

〈用法用量〉口服：每次服20～30ml，日服2次。

〈处方来源〉《药酒汇编》

〈附　记〉验之临床，须坚持服用，其效始著。

地黄养脂酒

〈处　方〉地黄汁70ml • 生姜汁50ml • 羊脂150g • 白蜜75g • 糯米酒1L

〈制　法〉将糯米酒倒入坛中，至文火上煮沸，边煮边徐徐下羊脂，化尽后再加入地黄汁、生姜汁搅匀，煮数十沸后离火待冷。再将白蜜炼熟后倒入酒内搅匀，密封，置阴凉处，浸泡3天后开封即成。

〈功能主治〉补脾益气，调中开胃，滋阴生津，润燥通便。用于肠燥便秘、虚劳形瘦、脾胃虚弱、食欲不振、烦热口渴及阴虚干咳等。

〔用法用量〕 口服：每次服20～30ml，日服3次。

> ⚠ **注意事项：凡腹痛便清以及阳虚怕冷者忌服。**

〔处方来源〕 《药酒汇编》

〔附　　记〕 验之临床，每收良效；治非一日之功，必须久治。

芝麻杜仲酒

〔处　　方〕 黑芝麻（炒）12g • 杜仲12g • 怀牛膝12g • 丹参6g • 白石英6g • 白酒500ml

〔制　　法〕 将前5味捣碎或切成薄片，除芝麻外，余药入布袋，置容器中，加入白酒和芝麻，搅拌均匀、密封，浸泡14天后，过滤去渣，即成。

〔功能主治〕 补肝肾，益精血，坚筋骨，祛风湿。用于大便秘结、腰腿酸软、精血亏损、筋骨痿软、头晕目眩、风湿痹痛等症。

〔用法用量〕 口服：每次空腹温服15ml，日服3次。

〔处方来源〕 《药酒汇编》

芝麻枸杞酒

〔处　　方〕 黑芝麻（炒）300g • 生地黄300g • 枸杞子500g • 火麻仁150g • 糯米1.5kg • 酒曲120g

〔制　　法〕 将前4味加工捣碎或切成薄片，置砂锅中，加水3L，煮至2L，取汁候冷。糯米蒸熟，候冷后置容器中，加入药汁和酒曲（先研末）拌匀，密封，置保温处酿酒14天，酒熟启封，压去糟渣，即成药酒。备用。

〔功能主治〕 滋肝肾，补精髓，养血益气，调五脏。用于大便秘结、虚羸黄瘦、食欲不振、腰膝酸软、遗精、视物模糊、须发早白等症。

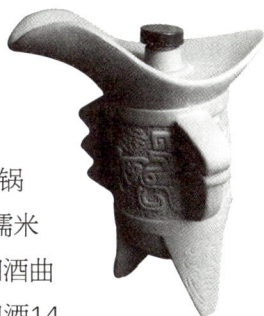

〈用法用量〉口服：每次服30～50ml，日服3次，或适量温服，勿醉力度。

〈处方来源〉《临床验方集》

便结一次通

〈处　　方〉阴干桃花250g • 白芷30g • 50°粮食酒1L
〈制　　法〉上药加酒密封1月，每5日摇动1次。
〈功能主治〉通便。用于治大便干结、便秘。
〈用法用量〉口服：每次服14～18ml，每日1次。儿童酌减。

〈处方来源〉《实用中医药杂志》1998，（1）：33

〈附　　记〉有医师观察用本法治128例，结果均在用一次后治愈。

秘传三意酒

〈处　　方〉枸杞子500g • 生地黄500g • 火麻子仁300g • 白酒6L
〈制　　法〉将前3味捣碎或切成薄片，入布袋，置容器中，加入白酒，密封，浸泡7天后过滤去渣即可饮用。
〈功能主治〉滋阴润燥。用于阴虚血少、头晕口干、大便偏干燥等症。
〈用法用量〉口服：每次服30～50ml，日服3次，中病即止。

〈处方来源〉明•《松崖医经》

〈附　　记〉验之临床，本方用于肠燥便秘，效果颇佳。本方还可用于身体羸弱、面色萎黄、倦怠无力、头昏目眩、口干食少等症。

第十四节
肠梗阻用药酒

虫梗酒

〈处　　方〉生大黄9g • 槟榔8g • 使君子（擘碎）15g • 苦楝根皮15g • 黄酒500ml
〈制　　法〉先将上药研为粗末或切成薄片，与黄酒一起置容器中，密封浸泡7日后即可饮用。

〔功能主治〕化虫，除梗，通便。用于蛔虫性肠梗阻。

〔用法用量〕口服：每次服30～50ml，每日早、晚各服1次。

〔处方来源〕《中国药酒配方大全》

沉香酒

〔处　方〕沉香（研末）6g • 蜂蜜120g • 猪油120g • 低度白酒300ml

〔制　法〕将上药、蜜、油、酒一并置容器中，浸泡48小时后即可服用。

〔功能主治〕降气止痛，滋润补中，润肠通便。用于老年性肠梗阻（中气不足）。

〔用法用量〕口服：每次服15～30ml，日服2次。

〔处方来源〕《百病中医集验高效良方》

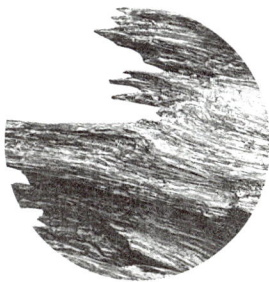

通草白术酒

〔处　方〕通草60g • 白术9g • 莱菔子9g • 白酒1.5L

〔制　法〕上药用文武火煎至200ml。

〔功能主治〕健脾理气通腑。用于急性肠梗阻。

〔用法用量〕口服：频频饮服。

〔处方来源〕《哈尔滨中医》1960，（10）：17

猪胆白酒汤

〔处　方〕猪胆1个 • 白酒30ml（视病人酒量大小亦可略多或略少）

〔制　法〕将其混合于碗中置小锅内炖热，一次服下。若无新鲜猪胆，亦可用干品（其效稍缓），但一次需用两个，先将胆囊剪开，用热酒将其里面的胆汁浇在碗里，按上法炖热后即可化开。

〔功能主治〕理气通腑。用于急性肠梗阻。

〔用法用量〕口服：1次服完。

> ⚠ 注意事项：服药后不久，即可见肠蠕动加快，腹内气响2~4小时许，即可放矢气而通下。

处方来源 《中成药学报》1983，（4）：41

膝瓜酒

〔处　　方〕牛膝50g • 木瓜50g • 白酒500ml

〔制　　法〕将上药与白酒一起置容器中，密封浸泡7日后便可饮用。上述药量可连续浸泡3次。

〔功能主治〕温利舒筋，利湿通便。用于粘连性肠梗阻。

〔用法用量〕口服：每晚临睡前饮1次，每次饮量可根据个人酒量而定，以能耐受为度。

处方来源 《民间秘方治百病》

第十五节
二便不利用药酒

秦艽酒Ⅰ

〔处　　方〕秦艽30g • 牛膝30g • 川芎30g • 防风30g • 杜仲30g • 赤茯苓30g • 丹参30g • 独活30g • 地骨皮30g • 薏苡仁30g • 火麻仁30g • 肉桂25g • 石斛20g • 干姜20g • 五加皮50g • 制附子24g • 麦冬25g • 白酒5L

〔制　　法〕将前17味共研成粗末或切成薄片，入布袋，置容器中，加入白酒，密封，浸泡5~7日后过滤去渣即成。

〔功能主治〕祛风散寒，除积消胀，利水止痛。用于小腹胀满、疼痛拒按、小便艰涩不利、大便不通、鼻流清涕。

〔用法用量〕口服：每日空腹温服10~20ml，以愈为度。

处方来源 宋·《圣济总录》

〔附　記〕本药酒作用全面，重在温散。酒助药力，其效颇著。验之临床，确有良效。

猪脂酒

〔处　方〕猪脂100g • 白酒500ml

〔制　法〕猪脂如半鸡子大碎切，以酒微煮沸，投猪脂，更煎一二沸，分为两度。

〔功能主治〕通利二便。用于治大小便不通。

〔用法用量〕口服：食前温服100ml，未通再服。

处方来源　宋·《圣济总录》

第十六节
泄泻（急、慢性肠炎）用药酒

大蒜酒

〔处　方〕大蒜（去衣捣烂）1个 • 红糖10g • 白酒50ml

〔制　法〕将以上各味同煎至沸，去渣备用。

〔功能主治〕祛风散寒，解毒止泻。用于感受风邪、发病突然，证见恶风、自汗、头痛发热、泄泻如水。

〔用法用量〕口服：每次顿服，日服1～2剂。

❗ 注意事项：阴虚火旺，贫血和有眼、口齿、喉舌疾病者忌服。

处方来源　经验方

〔附　记〕《圣济总录》必效酒（即本方去红糖），余同上，用治破伤风。《中药制剂汇编》大蒜酒。即本方去红糖、白酒改用95%乙醇。用渗漉法制成酊剂100ml。每次口服5ml。用治肠炎、痢疾等症，效佳。又湖南方——大蒜酒。即本方去红糖（大蒜1kg，白酒2L）。先将蒜剥去外衣，拍裂，与白酒一起置入容器中，密封，浸泡15日后便可服用。每日早、晚各服1次，每次服50ml，酒蒜同食。本方有行滞气，通血脉之功，用治脑血管病及心血管病，如原发性高血压、冠心病、脑动脉、脑血栓形成等的防治有效。

白药酒Ⅱ

〔处　方〕白茯苓15g • 白术15g • 天花粉15g • 怀山药15g • 芡实15g • 牛膝15g • 薏苡仁15g • 白蔻9g • 白酒1L

〔制　法〕将前8味捣碎或切成薄片，入布袋，置容器中，加入白酒，密封，隔日摇动1次，浸泡14天后，过滤去渣即成。

〔功能主治〕健脾燥湿。用于脾虚食少、食后腹满、小便不利、大便溏泄者。

〔用法用量〕口服：每次服15～20ml，日服2次。

〔处方来源〕《良朋汇集》，《治疗与保健药酒》

〔附　记〕为了矫味、可加入适量白糖。本方用药清淡，补而不滞，且其饮片多为白色，故称之为白药酒方，此亦药酒命名方法之一。

地瓜藤酒Ⅰ

〔处　方〕地瓜藤根500g • 白酒1L

〔制　法〕将上药切成薄片，置容器中，加入白酒，密封，浸泡7天后，过滤去渣，即成。

〔功能主治〕行气清热，活血除湿。用于腹泻、痢疾、消化不良、黄疸、白带、痔疮等。

〔用法用量〕口服：每次服30ml，日服2次。

〔处方来源〕《药酒汇编》

参术酒Ⅰ

〔处　方〕人参20g • 生姜20g • 炙甘草30g • 红枣30g • 白茯苓40g • 炒白术40g • 黄酒1L

〔制　法〕将前6味捣碎或切成薄片，置容器中，加入黄酒，密封、浸泡3~5天后，过滤去渣即成。

〔功能主治〕益气，健脾，养胃，止泻。用于脾胃虚弱、中气不足所致的食少便溏、面色苍黄、语言低微、四肢无力等症。

〔用法用量〕口服：每次服10~15ml，日服2次。

〔处方来源〕《药酒验方选》

〔附　记〕临床应用，可随证加味：如湿痰较重加半夏30g，陈皮20g；兼有呕吐痞闷、胃脘疼痛，再加木香20g，砂仁25g。

荔枝酒

〔处　方〕鲜荔枝肉（连核）500g · 陈米酒1L

〔制　法〕将上药置容器中，加入陈米酒，放于阴凉处，密封、浸泡7天后即成。

〔功能主治〕益气健脾，养血益肝。用于脾胃虚寒、中气不足所致的泄泻、食欲不振；妇女子宫脱垂；胃脘痛、寒疝等症。

〔用法用量〕口服：每次服20~30ml，日服2次。

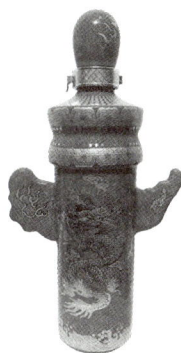

❗ **注意事项：忌多饮，小儿禁服。**

〔处方来源〕《药酒汇编》

〔附　记〕如泄泻加党参、白术各50g；子宫脱垂加黄芪50g，升麻9g；胃脘痛加高良姜50g，青木香30g；寒疝加小茴香、吴茱萸各50g。验之临床，效果尤佳。

党参酒

〔处　方〕老条党参40g · 白酒500ml

〔制　法〕选用粗大连须的老条党参，将其拍出裂缝或切成小段，置容器中，加入白酒，密封，浸泡7~14天后即可开封取用。

〔功能主治〕健脾益气。用于脾虚泄泻、肢冷、食欲不振、体倦乏力；肺虚气喘、息短、声音低微、懒言短气；血虚萎黄、头晕心慌；热性病后津液耗伤、口渴等症。

〔用法用量〕口服：每次空腹服10～15ml，每日早、晚各服1次。或随
量饮之，佐膳更佳。

⚠️ **注意事项**：表证本解、中满邪实者忌服。

〔处方来源〕《药酒汇编》

〔附　记〕酒尽再添，味薄后取参食之。老年体弱者可经常服用，佐
膳亦佳。有强身健体，益寿延年之功。近年来还用本药酒
治疗慢性贫血、白血病、佝偻病等也取得了一定效果。

第四章

心脑血管常见疾病用药酒

第一节
心痛（心绞痛）用药酒

古人所说的心痛指胸前及上腹部位的疼痛，其中有心绞痛，也包括胃病、胆石症、胰腺炎等引起的疼痛，范围较广，当注意鉴别。对有些疼痛，如心绞痛、溃疡穿孔等以及厥脱（指突然昏仆休克），应以急救为主。

吴茱萸肉桂酒

〈处　方〉吴茱萸15g • 肉桂3g • 白酒120ml

〈制　法〉上药用白酒煮至60ml，去渣，待用。

〈功能主治〉温中散寒。用于突发心腹部绞痛、呕吐身冷等症。

〈用法用量〉口服：每日1剂，分2次温服。

〈处方来源〉《药酒汇编》

〈附　记〉本药酒对于寒凝，阳虚所引起之心绞痛，用之颇验。

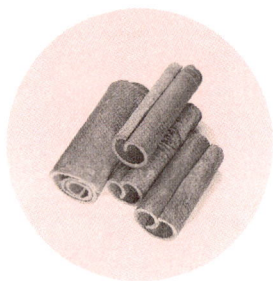

灵脂酒

〈处　方〉五灵脂（去沙及炒）30g • 延胡索30g • 没药（炒）30g • 白酒500ml

〈制　法〉将前3味共研细末或切成薄片，待用。或研粗末；置容器中加入白酒，密封，浸泡14天后过滤去渣即成。

〈功能主治〉活血化瘀，通络止痛。用于心绞痛。

〈用法用量〉口服：散剂，每次服6g，用白酒（温）15～20ml送服。酒剂，每次服15～20ml，均日服2次。

〈处方来源〉明·《奇效良方》

治卒心痛方酒

〈处　　方〉吴茱萸12g • 桂枝24g • 白酒1.5L

〈制　　法〉上药入酒中，煎成500ml。

〈功能主治〉温经止痛。用于卒心痛。

〈用法用量〉口服：分2次服尽。

〖处方来源〗晋·《肘后备急方》

复方丹参酒I

〈处　　方〉丹参50g • 元胡25g • 韭菜汁15ml • 白酒500ml

〈制　　法〉将前2味切薄片，置容器中，加入白酒和韭菜汁，密封，
浸泡7天后，过滤去渣，即成。

〈功能主治〉活血化瘀，理气止痛。用于心绞痛。

〈用法用量〉口服：每次服15～30ml，日服2次。

〖处方来源〗经验方

活血养心酒

〈处　　方〉丹参60g • 白酒500ml

〈制　　法〉将丹参切薄片，入布袋置容器中，加入白酒，密封，浸泡
15天后，去药袋即成。

〈功能主治〉调经顺脉。用于心绞痛、妇女月经不调、血栓性脉管炎。

〈用法用量〉口服：每次服15～20ml，日服2次。

〖处方来源〗《药酒汇编》

桂姜酒

〈处　　方〉肉桂10g • 干姜20g • 白酒200ml

〈制　　法〉将前2味切薄片，置容器中，加入白酒，密封浸泡5～10天
后，过滤去渣，备用。

〈功能主治〉温散止痛。用于心绞痛（寒凝引起者）。

〈用法用量〉口服：每次服15～20ml，日服2次。

〖处方来源〗《中国药酒配方大全》

第二节
心悸（惊悸怔忡）用药酒

十二红药酒

〖处　方〗地黄60g • 续断60g • 黄芪50g • 牛膝50g • 山药30g • 龙眼肉30g • 当归30g • 制首乌40g • 党参40g • 茯苓40g • 杜仲40g • 大枣40g • 红花10g • 甘草10g • 红糖800g • 白酒5L

〖制　法〗将前14味捣碎或切成薄片，置容器中，加入白酒，密封，浸泡14日，过滤去渣，加入红糖（砂糖先用白酒少量加热溶化后），搅匀，静置沉淀后取清液，贮瓶备用。

〖功能主治〗补气养血，健脾安神。用于脾肾两亏、气血双虚、心失所养、神不守舍所致的心悸健忘、失眠、多梦易醒、头晕目眩、肢倦神疲、饮食无味、面色无华、舌质淡、苔薄白、脉沉细者。

〖用法用量〗口服：每次服20～30ml，每日早、晚各服1次。

〖处方来源〗《江苏省药品标准》

人参五味子酒

〖处　方〗生晒参45g • 人参100g • 五味子200g • 白酒5L

〖制　法〗将五味子研碎，生晒参切片，混匀，按渗漉法，用白酒浸渍72小时，以每分钟3～5ml的速度渗漉，用白酒将渗漉液调至4.5L，分装10瓶，每瓶放入鲜人参1支（先洗刷干净），密封，浸泡，备用。

〖功能主治〗补气滋阴强心。用于虚劳体倦、心悸气短、汗多肢倦、头晕心悸、健忘、少寐、面色少华、舌淡苔白、脉细弱者。

〖用法用量〗口服：每次服20～30ml，日服2次。

❗ 注意事项：实热病证者忌服，感冒时停服。

〖处方来源〗《辽宁省药品标准》

〖附　记〗每支鲜人参10g左右。

人参北芪酒

〈处　方〉鲜人参10支（每支7～10g）• 生晒参30g • 北黄芪250g • 白酒适量

〈制　法〉将生晒参切片，浸于5倍量的白酒中15日，然后过滤取液备用。黄芪加水煎2次（每次加水500ml），合并煎液，滤过后浓缩至500ml。将生晒参浸渍液、黄芪浓缩液及适量白酒混匀，静置7日，滤取液，加白酒至4.5L，分装10瓶内。每瓶放入洗刷干净，完整的鲜人参1支，密封，待用。

〈功能主治〉补气强身。用于神疲懒言、动则气短、心悸不宁、健忘、自汗出、怯寒肢冷、纳少便溏、舌淡苔薄白、脉虚软者。

〈用法用量〉口服：每次服40ml，日服3次。

⚠ **注意事项：凡内有实火、温热病初起、肝阳上亢、外感邪实、阴虚火旺者慎用。**

🔴 **处方来源** 《辽宁省药品标准》

〈附　记〉经常饮用，能增强体质，延年益寿，预防老年性痴呆。

山萸苁蓉酒I

〈处　方〉山蓣25g • 肉苁蓉60g • 五味子35g • 杜仲（微炒）40g • 川牛膝30g • 菟丝子30g • 白茯苓30g • 泽泻30g • 熟地黄30g • 山萸肉30g • 巴戟天30g • 远志30g • 白酒4L

〈制　法〉上12味，共捣碎或切成薄片，置于净器中，用白酒浸泡，封口，春夏季5日，秋冬季7日后开取，去渣备用。

〈功能主治〉补益肝肾，安神定志。用于肝肾亏损、头昏耳鸣、怔忡健忘、腰腿软弱、肢体不温。

〈用法用量〉温服：每次空腹服50～100ml，每日早、晚各服1次。

🔴 **处方来源** 《药酒验方选》

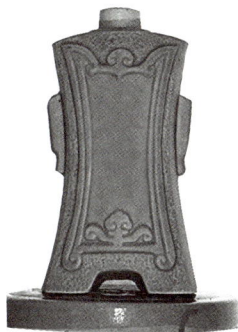

安神酒 I

〈处　方〉龙眼肉250g • 白酒1.5L

〈制　法〉头酽好白酒一坛，去壳龙眼放入酒中浸，日久则颜色娇红，滋味香美。

〈功能主治〉益心脾，补气血，安心神。用于虚劳羸弱、惊悸、失眠、怔忡健忘、精神恍惚等症。

〈用法用量〉口服：每次服15～30ml，每日早、晚各服1次。

〔处方来源〕明·《万病回春》

〈附　记〉此药酒还可用于心脾两虚、食少纳呆、心神不宁、精神不集中、睡眠不实等症；无明显症状，素体气血虚弱者亦可常用。

补气养血酒 II

〈处　方〉破故纸30g • 熟地30g • 生地30g • 天冬30g • 麦冬30g • 人参30g • 当归30g • 川芎30g • 白芍30g • 云苓30g • 柏子仁30g • 砂仁30g • 石菖蒲30g • 远志30g • 木香15g • 白酒2L

〈制　法〉将前15味捣碎或切片，入布袋，置容器中，注入白酒，放火上煮沸、密封、浸泡5日后，过滤，去渣，收贮备用。

〈功能主治〉补气血，理脾胃，安神定志。用于气血不足、脾胃虚弱、怔忡健忘、头昏眼花。

〈用法用量〉口服：不拘时候，每次温饮10～20ml。

〔处方来源〕《药酒汇编》

补心酒 II

〈处　方〉麦冬30g • 枸杞子15g • 白茯苓15g • 当归身15g • 龙眼肉15g • 生地24g • 白酒2.5L

〈制　法〉将前6味捣碎或切成薄片，入布袋，置容器中，加入甜酒，密封，浸泡7天后即可饮用。

〈功能主治〉补血养心，安神定志。用于心血不足、惊悸怔忡、头晕失眠、健忘等症。

〈用法用量〉口服：每次30～100ml，每日早、晚各1次。

扶衰五味酒

〔处　　方〕丹参20g · 五味子20g · 栀子仁20g · 龙眼肉30g · 党参30g · 白酒1.5L

〔制　　法〕将前5味加工使碎或切片，入布袋，置容器中，加入白酒，密封，浸泡14日后，过滤去渣，即成。

〔功能主治〕补气血，滋肺肾，养心安神。用于心悸不安、怔忡健忘、体虚乏力、烦躁失眠。

〔用法用量〕口服：每次服10～20ml，每日早、晚各服1次。

〔处方来源〕《药酒汇编》

定志酒 I

〔处　　方〕人参30g · 远志40g · 石菖蒲40g · 茯苓25g · 朱砂10g · 柏子仁20g · 白酒1.5L

〔制　　法〕上药除朱砂外均研成粗粉，入布袋，置容器中，加入白酒，密封，浸泡7日后去药袋，加入朱砂（研细末），即成。

〔功能主治〕补益心脾，安神定志，明目。用于心悸健忘、体倦神疲。

〔用法用量〕口服：每次空腹服10～15ml，每日早、晚各服1次。

〔处方来源〕《常用药酒方》

治怔忡药酒

〔处　　方〕茯苓30g · 柏子仁（去油）30g · 当归身30g · 麦门冬30g · 生地黄45g · 酸枣仁15g · 龙眼肉60g · 白酒3L

〔制　　法〕将前7味药装于纱布袋内，与白酒一起置入容器中，密封浸泡15日以上，即可。

〔功能主治〕养心安神。用于心悸怔忡、倦怠乏力、面色不华、烦躁、失眠、多梦易醒。

〔用法用量〕口服：每次服30ml，每日早、晚各服1次。

> ⚠ **注意事项**：脾胃虚弱，症见腹满肠鸣、泄泻者忌服。

处方来源　《神验良方集要》

养神酒 I

〈处　方〉熟地90g • 枸杞子60g • 白茯苓60g • 山药60g • 当归身60g • 薏苡仁30g • 酸枣仁30g • 续断30g • 麦冬30g 丁香6g • 莲子肉12g • 木香15g • 大茴香15g • 桂圆肉250g • 白酒10L

〈制　法〉将茯苓、山药、苡仁、莲肉研成细末，其余药物制成饮片，一起入布袋置容器中，加入白酒，密封数日后即成。

〈功能主治〉安神定志。用于心脾两虚、精神不足之神志不安、心悸失眠等症。

〈用法用量〉口服：每次服25～50ml，日服3次，或不拘时候，适量饮用。

处方来源　清·《同寿录》，《治疗与保健药酒》

〈附　记〉平素气血虚弱者亦可服用。本方山药、薏苡仁、茯苓、莲肉健脾益气，熟地、当归、枸杞子、麦冬、续断养血益神，桂圆肉、酸枣仁养心益脾，丁香、木香、茴香温中行气，使精血气津充盈，濡养心神以达到安神定志的目的。

桂圆药酒

〈处　方〉银花90g • 牛膝90g • 杜仲90g • 五加皮90g • 枸杞子120g • 桂圆肉120g • 大生地120g • 当归身120g • 大枣500g • 红花30g • 甘草30g • 白糖1kg • 蜂蜜1kg • 低度白酒7.5L

〈制　法〉将前11味（除白糖外）加工捣碎或切成薄片，入布袋，置容器中加入白酒和白糖、蜂蜜，密封，隔水加热后，取出候凉，浸泡数日后即可饮用。

〈功能主治〉补肝肾，益精血，壮筋骨，定神志。用于肝肾精血不足、腰膝乏力，或筋骨不利、头晕目眩、心悸失眠等症。无明显症状，体质偏于肝肾虚弱者亦可饮服。

〈用法用量〉口服：每日服1盅（15～30ml），不可过量。

〈处方来源〉《元江医镜》

桑龙药酒

〈处　方〉桑椹子120g • 龙眼肉120g • 烧酒3L

〈制　法〉将前2味捣碎，置容器中，加入白酒，密封，浸泡10日后即可取用。

〈功能主治〉滋阴养血，养心安神，补益脾气。用于心脾两虚、阴虚血少所致的心悸失眠、体弱少力、耳聋等症。

〈功能主治〉口服：不拘时候，随量饮服，勿醉。

〈处方来源〉清•《良朋汇集》

葆春康复酒

〈处　方〉黄芪20g • 枸杞子20g • 人参10g • 酸枣仁10g • 灵芝10g • 鹿茸5g • 五味子5g • 蜂蜜200g • 白酒1L

〈制　法〉将上药共研为粗末或切成薄片，纱布袋装，扎口，置干净容器中，加入白酒浸泡，密封容器。14日后启封，取出药袋，压榨取液。先将压榨所得药液与药酒合并，再加蜂蜜调均匀，过滤后装瓶备用。

〈功能主治〉补气养血，益精安神。用于健忘多梦、心悸不宁、头晕目眩、形瘦神疲、梦遗滑精、面色少华、舌淡脉弱。

〈用法用量〉口服：每次服10～20ml，日服3次。

❗ **注意事项：实热证者忌服。**

〈处方来源〉《民间百病良方》

缬草酒

〈处　方〉缬草50g • 白酒250ml

〈制　法〉将前味药放入白酒中浸泡48小时后即可服用。

〔功能主治〕养心安神。用于神经衰弱、心悸。

〔用法用量〕口服：每晚临睡时服用30ml。

处方来源 《陕甘宁青中草药选》

第三节
胸痹（冠心病）用药酒

山楂酒Ⅱ

〔处　方〕山楂30g • 延胡索30g • 丹参30g • 白酒1L

〔制　法〕将上药切成小片，与白酒一起置入容器中，密封浸泡15日以上即可饮用。

〔功能主治〕活血化瘀。用于冠心病、高脂血症。

〔用法用量〕口服：每次服15～30ml，日服3次，

⚠ 注意事项：凡脾胃虚弱，症见腹满、肠鸣、泄泻者不宜服用。

处方来源 《药酒汇编》

瓜葛红花酒

〔处　方〕瓜蒌皮25g • 葛根25g • 檀香15g • 红花15g • 桃仁20g • 延胡索20g • 丹参30g • 白酒1L

〔制　法〕上药切碎研成粗末或切成薄片，装入纱布袋，扎口，放入白酒中，浸泡1个月后即可饮用。

〔功能主治〕祛痰逐瘀，通络止痛。用于痰瘀闭阻型冠心病及胸闷心痛、体胖痰多、身重困倦等。

〔用法用量〕口服：每晚服10ml。

处方来源 《中华临床药膳食疗学》

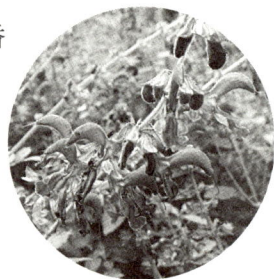

双参山楂酒

〔处　方〕人参6g・丹参30g・山楂30g・白酒500ml

〔制　法〕上药研成粗末或切成薄片，纱布袋装，扎口，白酒浸泡。15日后过滤，去渣，留液瓶备用。

〔功能主治〕益气活血，通脉止痛。用于冠心病、气虚血瘀型胸痹症。

〔用法用量〕口服：每次服10～15ml，日服2～3次。

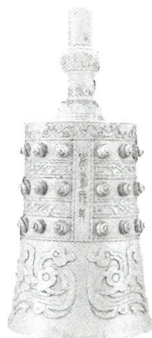

〔处方来源〕《中国药膳学》

〔附　记〕有的也用党参15g来代替人参，尤其是对于气虚不明显的患者。

灵芝丹参酒

〔处　方〕灵芝30g・丹参15g・三七10g・白酒500ml

〔制　法〕将前3味切成薄片，置容器中，加入白酒，密封，每日振摇数下，浸泡15天后，过滤去渣即成。

〔功能主治〕益精神，治虚弱，活血止痛。用于冠心病、神经衰弱等。

〔用法用量〕口服：每次服20～30ml，日服2次。

〔处方来源〕《药酒汇编》

冠心活络酒

〔处　方〕当归18g・冬虫夏草18g・人参15g・红花15g・川芎15g・橘络15g・薤白15g・白糖150g・白酒1L

〔制　法〕上药研成粗末或切成薄片，装入纱布袋，扎口，白酒浸泡。15日后过滤去渣，滤液中溶入白糖备用。

〔功能主治〕益气活血，通络宣痹。用于冠心病（气虚血瘀型）以及心胸隐痛、胸闷气短、动则喘息、心悸心慌。

〔用法用量〕口服：每次服10～30ml，日服3次。

〔处方来源〕《刘惠民医案》

冠心酒

〈处　　方〉三七粉10g · 丹参15g · 瓜蒌30g · 薤白30g · 豆豉 30g · 栀子10g · 冰糖200g · 白酒500ml

〈制　　法〉将前6味切片或捣碎，置容器中，加入白酒和冰糖，密封，浸泡7天后，过滤去渣，即可。

〈功能主治〉活血化瘀，开胸散结，清热除烦，蠲痹止痛。用于治疗并可预防冠心病、心绞痛。

〈用法用量〉口服：每次服10～30ml，日服2次。预防每晚临睡前服1次。

〈处方来源〉《中国当代中医名人志》

第四节
动脉硬化症用药酒

天麻健脑酒

〈处　　方〉大麻100g · 黄芪200g · 党参200g · 制首乌200g · 五味子200g · 枸杞子200g · 茯苓200g · 白糖300g · 白酒10L

〈制　　法〉上药研成粗末或切成薄片，纱布袋装，扎口，白酒浸泡。14日后取出药袋，压榨取液，并将榨得的药液与药酒混合，静置，滤过，即得。每瓶250ml或500ml，待用。

〈功能主治〉益气养阴，健脑益智，宁心安神。用于气短神疲、失眠健忘、神志恍惚、怔忡、眩晕耳鸣、腰膝酸软、舌淡苔薄白、脉细弱。

〈用法用量〉口服：每次饭后服15～30ml，日服2次。

❗ 注意事项：凡实证或阴虚火旺者忌服；感冒时暂时停服。

〈处方来源〉《陕西省药品标准》

〈附　　记〉可用于神经衰弱、神经官能症、脑动脉硬化、高血压病患者具上述表现者均可服用。

天麻酒 I

〔处　　方〕天麻72g • 丹参48g • 杜仲16g • 淫羊藿16g • 制首乌36g • 黄芪12g • 白酒2L

〔制　　法〕将上药切成小块，与白酒一起置入容器中，密封浸泡15日以上即成。

〔功能主治〕补肝肾，祛风活血，清利头目。用于脑动脉硬化伴供血不足、冠心病、偏头痛、头昏目眩、耳鸣、老年性高血压、高脂血症等。

〔用法用量〕口服：每次服25~50ml，每日早、晚各服1次。

〔处方来源〕《药酒汇编》

〔附　　记〕临床屡用，效果良好。常服用本药酒，不但可治病防病，而且还有延年益寿之效。

松竹酒

〔处　　方〕松叶150g • 竹叶75g • 蜂蜜90g • 白酒2L

〔制　　法〕将前2味洗净切碎，晾干，置容器中，加入白酒和蜂蜜，搅匀，密封，浸泡30天后，过滤去渣即成。

〔功能主治〕提神醒脑，消除疲劳。用于神疲乏力、动脉硬化等症。

〔用法用量〕口服：每次服20ml，日服2次。

〔处方来源〕《药酒汇编》

第五节
高脂血症用药酒

玉竹长寿酒

〔处　　方〕当归20g • 何首乌（制）20g • 党参20g • 玉竹30g • 白芍30g • 白酒1L

〔制　　法〕上药共研为粗粉，纱布袋装，扎口，白酒浸泡。7日后取出药袋，压榨取液，并将药液与药酒混合，静置后过滤，即得。

〔功能主治〕益气血，健脾胃，延年益寿。用于气阴不足、身倦乏力、食欲缺乏、血脂过高者。

〔用法用量〕口服：每次服10～20ml，日服2次。

〔处方来源〕《中国药物大全》

香菇柠檬酒

〔处　方〕香菇25g • 柠檬1枚 • 蜂蜜80g • 白酒500ml

〔制　法〕将前2味洗净，晾干。切片，置容器中，加入白酒密封，浸泡7天后去柠檬，继续浸泡7天，加入蜂蜜，混匀，即可。

〔功能主治〕健脾益胃。用于高脂血症、高血压病。

〔用法用量〕口服：每次服20ml，日服2次。

〔处方来源〕《药酒汇编》

首乌酒 I

〔处　方〕制首乌15g • 金樱子15g • 黄精15g • 黑豆（炒）30g • 白酒1L

〔制　法〕上药研成粗末，纱布袋装，扎口，白酒浸泡。14日后取出药袋，压榨取液，并将榨得的药液与药酒混合，静置，滤过，即得。

〔功能主治〕养血补肾，乌须发。用于心血不足、肾虚遗精、须发早白、血脂、血糖过高者。

〔用法用量〕口服：每次服20ml，每日早、晚各服1次。

〔处方来源〕《中国药物大全》

消脂酒

〔处　方〕山楂片30g • 泽泻30g • 丹参30g • 香菇30g • 蜂蜜150g • 白酒500ml

〔制　法〕将前4味切成薄片，置容器中，加入白酒，密封，浸泡14天后，过滤去渣，加蜂蜜溶解即成。

〔功能主治〕健脾益胃，活血消脂。用于高脂血症。

〔用法用量〕口服：每次服20～30ml，日服2次。

〔处方来源〕《中国药酒配方大全》

第六节
心率过缓用药酒

缓脉酒

〔处　方〕鹿茸5g • 低度白酒500ml

〔制　法〕将鹿茸切薄片，置容器中，加入白酒，密封，浸泡7日后，过滤去渣。残渣再添酒浸泡。

〔功能主治〕温补心阳，增加心率。用于窦性心动过缓、病态窦房结综合征。

〔用法用量〕口服：每次服10ml，日服3次。

〔处方来源〕《中国当代中医名人志》

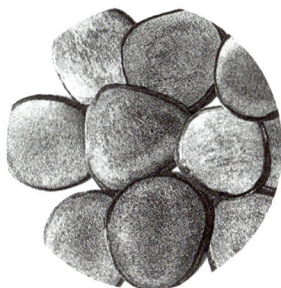

第七节
低血压症用药酒

全蝎祛风酒

〔处　方〕全蝎20g • 人参20g • 紫桑椹20g • 钩藤20g • 鸡血藤15g • 木瓜15g • 五加皮15g • 白酒500ml

〔制　法〕将前7味切碎，置容器中，加入白酒，密封，浸泡15～30天，过滤去渣，瓶贮。

〔功能主治〕祛风活络，益气舒筋，除痹痛，利关节。用于低血压症、关节痹痛、麻木瘫痪、半身不遂。

〔用法用量〕口服：每次服10~15ml，每日中午、晚间各服1次。

〔处方来源〕《中国当代中医名人志》

〔附　　记〕验之临床，用治上述各症，必须坚持治疗，其效始著。

第八节
头痛用药酒

大豆蚕砂酒Ⅰ

〔处　　方〕大豆250g • 云茯苓120g • 蚕砂120g • 黄酒3L

〔制　　法〕先将后2味捣碎或切片，置容器中，加入黄酒；另炒大豆，令声断，急投入酒中，密封，浸泡7天后，过滤去渣，即成。

〔功能主治〕祛烦止痛。用于头痛烦热、肌酸体重、身痒、背强口噤及妇女产后中风湿。

〔用法用量〕口服：每次温服1~2小杯（10~20ml），出汗则佳。日服5~7次。

〔处方来源〕《百病中医药酒疗法》

川芎酒Ⅰ

〔处　　方〕川芎30g • 白糖100g • 白酒1L

〔制　　法〕将川芎切成薄片，置容器中，加入白酒和白糖，轻轻摇动，密封、浸泡5~7天后，过滤去渣，即成。

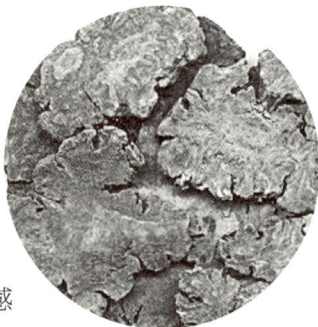

〔功能主治〕活血祛风止痛。用于神经性头痛、慢性鼻炎、鼻窦炎、外感头痛。

〔用法用量〕口服：每次服50ml，每日早、晚各一次。

〔处方来源〕 明·《本草纲目》

〔附　　记〕 本药酒对急、慢性缺血性脑血管病有一定疗效，尤其对脑动脉硬化性头痛有明显的疗效。

甘草酒

〔处　　方〕 生甘草30g·生姜4片·瓜蒌（去子，置碗内）5g·白酒300ml

〔制　　法〕 先将甘草、生姜用白酒煎至减半，去渣，趁热倒入盛瓜蒌的碗内，绞取汁，候温，待用。

〔功能主治〕 发表散寒，补虚解毒。用于发热、头痛、心烦。

〔用法用量〕 口服：不拘时，分2次温服。

〔处方来源〕 《百病中医药酒疗法》

白芷薄荷酒

〔处　　方〕 白芷50g·薄荷50g·白酒500ml

〔制　　法〕 将前2味切碎，置容器中，加入白酒，密封，浸泡5～7天后，过滤去渣，即成。

〔功能主治〕 祛风，通窍，止痛。用于外感头痛。

〔用法用量〕 口服：每次服15～30ml，日服2次。

〔处方来源〕 《中国药酒配方大全》

宁心酒

〔处　　方〕 桂圆肉250g·桂花60g·白糖120g·白酒3L

〔制　　法〕 将上药置容器中，加入白酒和白糖，密封，浸泡30天后，过滤去渣，即成。

〔功能主治〕 安神定志，宁心悦颜。用于心悸头痛、神经衰弱等症。

〔用法用量〕 口服：每次服20ml，日服2次。

❗ **注意事项：糖尿病患者忌服。**

〔处方来源〕 《药酒汇编》

加味蔓荆子酒

〔处　　方〕蔓荆子120g • 川芎40g • 菊花60g • 防风60g • 薄荷60g • 黄酒1L

〔制　　法〕将前5味捣碎或切成薄片，置容器中，加入黄酒，密封，浸泡7天后，过滤去渣，即成。

〔功能主治〕疏利头目，祛风止痛。用于风热性头痛、头昏及偏头痛。

〔用法用量〕口服：每次服15～30ml，日服3次。

> ⚠ **注意事项：凡血虚有火之头痛目眩及胃虚者忌服。**

处方来源 《民间百病良方》

〔附　　记〕一方取一味蔓荆子90g，白酒500ml，浸泡7日，余同上。
一方取一味白菊花100g，白酒1L，浸泡7日，用于治疗头昏头痛、目赤眼花、头发脱落、心胸顿闷及老年性脑动脉硬化性头痛、目视模糊等症，余同上。

当归酒 I

〔处　　方〕当归50g • 川芎30g • 白芷30g • 细辛5g • 白酒500ml

〔制　　法〕将前4味切片，置容器中，加入白酒，密封，浸泡5～7天后，过滤去渣，备用。

〔功能主治〕活血化瘀，祛风止痛。用于血虚致瘀所致的头痛，其痛如细筋牵引或针刺痛，痛连眼角，午后尤甚，或兼双目发涩、心悸怔忡、面色萎黄、眩晕等症。舌质淡可见瘀点。

〔用法用量〕口服：每次服15～30ml或适量饮用，日服3次。

处方来源 临床经验方

苍耳子酒

〔处　　方〕苍耳子（炒香）50g • 细辛10g • 白酒500ml

〔制　　法〕将前2味捣碎或切成薄片，置容器中，加入白酒，密封，浸泡5～7天后，过滤去渣，即成。

〔功能主治〕祛风散寒，通窍止痛。用于风寒头痛、急慢性鼻炎、鼻窦炎所致的头痛、鼻塞流清涕等症。

〔用法用量〕口服：每次服50ml，日服2次。

处方来源 临床经验方

〔附　　记〕《本草拾遗》苍耳子酒，即本方去细辛，余同上。

第九节
眩晕（高血压病）用药酒

人参大补酒Ⅱ

〔处　　方〕人参12g • 熟地黄15g • 枸杞子18g • 白酒500ml

〔制　　法〕将前3味捣碎或切成薄片，入布袋，置容器，加入白酒，密封，浸泡15日后，过滤去渣，加入冰糖，即成。

〔功能主治〕大补元气，滋肝明目，安神延年。用于身体虚弱、头晕目眩、神经衰弱、腰膝酸软等。

〔用法用量〕口服：每次服20ml，日服2次。

处方来源 《临床验方集》

山药酒Ⅲ

〔处　　方〕山药100g • 山茱萸30g • 五味子10g • 人参10g • 白酒1.25L

〔制　　法〕将前4味切成薄片，置容器中，加入白酒，密封，浸泡15日后，过滤去渣，即成。

〔功能主治〕益精髓，健脾胃。用于体质虚弱、头晕目眩、心悸怔肿、失眠多梦、遗精、早泄、盗汗等症。

〔用法用量〕口服：每次服15～20ml，日服2次。

处方来源 《药酒汇编》

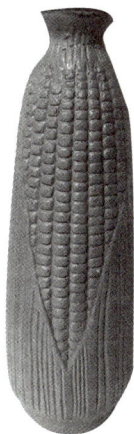

平补酒Ⅰ

〔处　　方〕肉苁蓉125g·枸杞子65g·巴戟天65g·滁菊花65g·糯米1.25kg·酒曲50g

〔制　　法〕将前4味置砂锅中，加水煎成3L，待冷，糯米蒸熟，沥干，待冷，置容器中，加入药汁，酒曲（研末）拌匀，保温如常法酿酒，14天后开封，去糟粕即成。或将前4味药切片，加入10倍量白酒，密封浸泡7日即可。

〔功能主治〕补肾养肝，益精血，健筋骨，明目。用于头晕目眩、腰背酸痛、足膝无力等症。

〔用法用量〕口服：每次服15～30ml，日服2次。

〔处方来源〕明·《普济方》

归元酒Ⅰ

〔处　　方〕当归30g·甘菊花30g·桂圆肉180g·枸杞子60g·白酒1.5L·米酒500ml

〔制　　法〕将前4味捣碎或切成薄片，入布袋，置容器中，加入白酒和米酒，密封，浸泡21天后，过滤去渣，即成。

〔功能主治〕补虚益损，养血安神。用于头晕目眩、心悸不安、血虚乏力。

〔用法用量〕口服：每次服15～30ml，日服2次。

〔处方来源〕《药酒汇编》

叶酸桑椹酒

〔处　　方〕三叶酸10g·黑桑椹250g·白酒2L

〔制　　法〕上药将三叶酸切细，与黑桑椹同入净器中，用白酒浸之，封口，经7日后开封。

〔功能主治〕清热利湿，散瘀消肿，滋阴养血。用于头晕目眩、口干舌燥、燥热咳嗽、小便不利、水肿。

〔用法用量〕口服：不拘时，每日随量饮之，勿醉。

〔处方来源〕《药酒验方选》

〔附　　记〕三叶酸：即酢浆草，为酢浆草科植物酢浆草的全草，味酸，性寒，有清热利湿，散瘀消肿功能，民间用酢浆草根10g，甜酒煎服，治疗跌打损伤。

仙酒 II

〔处　　方〕枸杞子20g • 苍术（蒸）20g • 牛膝18g • 牛蒡子根20g • 秦艽10g • 羌活10g • 防风10g • 桔梗10g • 火麻仁10g • 鼠粘子10g • 白酒1.5L

〔制　　法〕将前10味捣碎或切薄片，入布袋，置容器中，加入白酒，密封，每日振摇数次，浸泡7日后，过滤去渣，即成。

〔功能主治〕补肝肾，祛邪气。用于眩晕、视物不清、腰膝酸软、肢体麻木、关节疼痛等症。

〔用法用量〕口服：每次温服30ml，日服3次。

〔处方来源〕《药酒汇编》

白菊花酒

〔处　　方〕白菊花1500g • 白酒8L

〔制　　法〕春末夏初，收软苗，阴干捣末，合无灰酒即可。又秋八月合花收，暴干，切取三大斤，用生绢袋囊盛，贮酒中，经7日即可。

〔功能主治〕祛风止痛。用于男子妇人，久患头风眩闷，头发干落，胸中痰结，每风发，即头旋眼昏暗，不觉欲倒者，是其候也。民间用于治疗肝热型高血压眩晕症。

〔用法用量〕口服：空腹饮适量，约100ml，每日3次，常令酒气相继为佳。

〔处方来源〕明·《普济方》

〔附　　记〕《本草纲目》卷二十五用甘菊花煎汁，同曲、米酿酒，适量内服，治头风、明耳目、去痿痹、消百病。

地龙酒 I

〔处　　方〕干地龙200g • 白酒500ml

〔制　　法〕将干地龙切成段，与白酒一起置入容器中，密封浸泡，每日摇动1次，7日后过滤去渣即成。

〔功能主治〕清热，平肝，降压，通络。用于原发性高血压。
〔用法用量〕口服：每次服10～15ml，每日早、中、晚各服1次。

〔处方来源〕《民间百病良方》

〔附　　记〕一般连服1～2个月后疗效明显。

地黄酒Ⅲ

〔处　　方〕熟地黄125g • 沉香2.5g • 枸杞子60g • 高粱酒2L
〔制　　法〕将前3味捣碎或切成薄片，置容器中，加入白酒，密封，浸泡10日后，过滤去渣，即成。
〔功能主治〕补肝肾，益精血。用于眩晕、腰膝酸痛、耳聋耳鸣、面色不华、失眠多梦等症。
〔用法用量〕口服：每晚睡前服15～30ml。

❗ **注意事项：凡脾虚多湿、便溏、痰多、食欲缺乏者忌服。**

〔处方来源〕《药酒汇编》

当归酒Ⅱ

〔处　　方〕大当归30g • 白酒500ml
〔制　　法〕用好酒煎服，将当归切薄片，酒浸3日，也可用好酒煎服。
〔功能主治〕和血脉，坚筋骨，止诸痛，调经水。用于治血虚头痛欲裂、月经不调等。
〔用法用量〕口服：每日1剂，分3～5次服。

〔处方来源〕明 • 《普济方》

〔附　　记〕《历代名医良方注释》：当归有活血化瘀、养血生血的药理作用，今血虚头痛，用当归制为酒剂，既能发挥当归的药效作用，又可借酒力加速循环，扩张毛细血管，全方药虽仅一味，但疗效可靠。应用时如配合川芎、白芷，疗效更好。

延年不老菊花酒

〈处　　方〉白菊花500g・白茯苓500g・白酒5L

〈制　　法〉将前2味捣碎或切成薄片，置容器中，加入白酒，密封，浸泡7天后，过滤去渣即可。

〈功能主治〉散风清热，平肝明目，调利血脉，延缓衰老。用于眼目昏花、头痛眩晕、目赤肿痛。

〈用法用量〉口服：每次服15～30ml，日服3次。

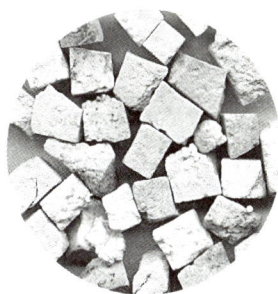

〈处方来源〉宋・《太平圣惠方》

延年薯蓣酒

〈处　　方〉薯蓣24g・白术24g・五味子24g・丹参24g・防风24g・山茱萸200g・人参6g・生姜18g・白酒5L

〈制　　法〉将前8味切片，入布袋，置容器中，加入白酒，密封，浸泡5～7天后，过滤去渣即可。

〈功能主治〉补益精髓，健脾开胃，养肝活血祛风。用于头风目眩、不能食、肢体无力。

〈用法用量〉口服：每次服20～30ml，日服2次。

⚠ **注意事项**：忌食桃、李、雀肉等物。

〈处方来源〉唐・《外台秘要》，明・《普济方》

〈附　　记〉薯蓣即山药。本方适用于脾胃虚寒，运化无力引起的消化不良，不能食，虚证眩晕。由于方中人参、薯蓣、白术都有补益功能，故本方名为延年薯蓣酒。

川芎辛夷酒

〈处　　方〉川芎15g・辛夷15g・天雄15g・人参15g・磁石15g・石膏15g・茵陈15g・桂心15g・蕤芁15g・天门冬15g・柏子仁15g・山茱萸15g・白头翁15g・松萝10g・细辛10g・薯蓣10g・羚羊角10g・菖蒲10g・甘草10g・云母

（烧之令赤，末之为粉）5g • 防风20g • 白酒2L

〈制　　法〉上各药捣碎或切片，加酒密封浸泡21日即可。

〈功能主治〉清热解毒，补心安神。用于脑风头重、颈项牵强、眼目不明、流泪、嗜睡、常哈欠、畏风、剧者耳鸣、满眉眼疼闷、呕恶、眩晕跌倒。

〈用法用量〉口服：每次服20~50ml，日服3次。

处方来源　唐·《千金要方》

〈附　　记〉脑风：头风的一种，自觉项背部恶寒，头部极冷，痛不可忍。

松花酒

〈处　　方〉松花500g • 白酒3L

〈制　　法〉上药，春三月取五六寸如鼠尾者，不计多少，蒸细切碎，用生绢袋盛，加入酒中，浸5日。

〈功能主治〉祛风活血，益气，润心肺。用于轻身疗病、头旋脑皮肿痹。

〈用法用量〉口服：每次空腹温饮50ml，晚饭前再服50ml。

处方来源　宋·《太平圣惠方》

松鹤补酒

〈处　　方〉怀山药20g • 玉竹20g • 灵芝25g • 茯苓15g • 麦冬15g • 泽泻（盐制）15g • 五味子8g • 人参18g • 山茱萸10g • 熟地30g • 红曲30g • 丹皮15g • 白酒3L • 蔗糖300g

〈制　　法〉将前12味研成细粉或切成薄片，用白酒作溶剂，浸渍10~15天，收集流液。另取蔗糖制成糖浆，加入流液内，搅匀，静置，滤过即成补酒。备用。

〈功能主治〉滋补肝肾，益气安神。用于头晕目眩、精神疲倦、心悸气短、自汗盗汗、失眠健忘、腰膝无力、舌红苔薄、脉细数者。

〈用法用量〉口服：每次服15~20ml，日服1次。

处方来源　《湖南省药品标准》

杞圆药酒

〔处　方〕枸杞子60g・桂圆肉60g・当归身60g・牛膝45g・杜仲45g・五加皮45g・红枣250g・甘草15g・红花15g・金银花45g・白糖500g・蜂蜜500g・白酒5L・

〔制　法〕将前10味捣碎或切成薄片，入布袋，置容器中，加入白酒、密封，浸泡14天后去药袋，加入白糖、蜂蜜，搅匀，即成。

〔功能主治〕益精血，补肝肾。用于精血不足、腰膝少力、筋骨不利、头晕目眩、心悸失眠等症。

〔用法用量〕口服：每次服10～15ml，睡前服。

〔处方来源〕 《药酒汇编》

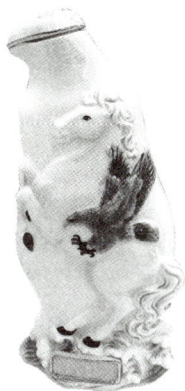

补益杞圆酒

〔处　方〕枸杞子60g・龙眼60g・白酒500ml

〔制　法〕将前2味捣碎，置容器中，加入白酒，密封，经常摇动，浸泡7天后，过滤去渣即成。

〔功能主治〕补肝肾，益精血，养心脾。用于头晕目眩、目昏多泪、腰酸肢倦、健忘、失眠、食欲不振、神志不安等症。

〔用法用量〕口服：每次服10～15ml，日服2次。

〔处方来源〕 《中国药学大辞典》

〔附　记〕验之临床，久服效佳。如无明显症状者，坚持常服，有滋补强壮之功，故可保健强身。

泡酒方Ⅰ

〔处　方〕九月菊20g・鲜石菖蒲20g・鲜木瓜20g・桑寄生30g・小茴香10g・烧酒3L

〔制　法〕将前5味捣碎或切成薄片，入布袋，置容器中，加入烧酒，密封，浸泡7日后即可饮用。

〈功能主治〉养肝明目，清心开窍，散寒祛湿，助阳通络。用于眩晕、耳鸣、阳虚恶风、消化不良、行走无力等。

〈用法用量〉口服：每日早晨温服1小杯（10～20ml）。

〈处方来源〉 《慈禧光绪医方选》

枸杞菊花酒

〈处　方〉杭菊花60g • 枸杞子60g • 绍兴酒1.2L

〈制　法〉上2药加绍兴酒，浸泡10～20日，去渣过滤，再加蜂蜜适量即得。

〈功能主治〉祛风止痛。用于久患头风头痛、眩晕。

〈用法用量〉口服：每日早、晚各服50ml。

〈处方来源〉 《食物中药与便方》，《中国食疗学》

复方杜仲酊

〈处　方〉生杜仲100g • 桑寄生100g • 黄芩100g • 金银花100g • 通草20g • 当归50g • 红花10g • 50°白酒5L

〈制　法〉将前7味加工捣碎或切成薄片，置容器中，加入50°白酒，密封，浸泡7～14日后过滤，自滤器上添加50°白酒至1L即得。

〈功能主治〉镇静，降压。用于治疗高血压病。

〈功能主治〉口服：成人每次服2～5ml，日服2次。

〈处方来源〉 《中药制剂汇编》

〈附　记〉验之临床多效。又用杜仲30g，白酒500ml，密封浸泡7天，每次服10～20ml，日服2次。用治高血压症、肾虚腰痛。

复方蔓荆子酒

〈处　方〉蔓荆子120g • 菊花60g • 川芎40g • 防风60g • 薄荷60g • 黄酒1L

〈制　法〉上5味药，共捣碎或切成薄片，用黄酒1L浸于净瓶中，经7日后开封，去渣备用。

〔功能主治〕疏风清热，清利头目。用于治疗风热性头痛、头昏、偏头痛。

〔用法用量〕口服：每次15ml，每口3次，渐加至20ml。

〔处方来源〕《古今药酒大全》

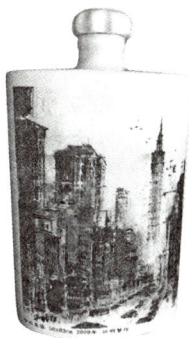

独活风眩酒

〔处　　方〕独活100g • 枳实50g • 石膏60g • 莿蓲60g • 清酒1L

〔制　　法〕上药4味切细，以清酒煮取500ml即可。

〔功能主治〕祛风止眩。用于治疗风眩翻倒不定。

〔用法用量〕一次服完，以药渣熨头覆眠取汗，觉冷，又内铛炒令热，熨之。

〔处方来源〕唐•《千金要方》

独活苍耳酒

〔处　　方〕独活20g • 苍耳20g • 山茱萸20g • 天门冬（去心）20g • 黄芪20g • 甘菊花20g • 防风20g • 天雄（炮）20g • 侧子（炮）20g • 防己20g • 白术20g • 茯苓20g • 牛膝20g • 枸杞子15g • 丹参20g • 生姜30g • 磁石100g • 贯众15g • 生地黄（切）40g • 白酒5L

〔制　　法〕上19味切片，用绢袋盛，放入容器内，加入白酒，密封浸渍7日即可。

〔功能主治〕用于头昏、气满背痛。

〔用法用量〕口服：温服，每次50ml，每日2~3次。

❗ 注意事项：忌猪肉、鱼、陈臭物。

〔处方来源〕唐•《外台秘要》

〔附　　记〕苍耳酒：以苍耳子一大斛，水三斛，煮取四斗，渍二大斗曲三次，总以末一大斛，渍三日，如常酿法酘之，酒熟即成。主治头足诸热，每服五合，日三次。（《外台秘要》）

独活桂心酒

〈处　方〉独活50g • 桂心50g • 白酒1L

〈制　法〉上2味药切细，用酒浸泡，在火边炙，使酒暖。

〈功能主治〉用于眩晕、肌肤畏寒、外感病先兆。

〈功能主治〉口服：每次服50ml，日服3次，渐加至100ml。

❗ **注意事项：忌生葱。**

处方来源 唐·《外台秘要》

首乌苡仁酒Ⅰ

〈处　方〉制首乌90g • 薏苡仁60g • 白酒500ml

〈制　法〉将首乌切片与苡仁同置容器中，加入白酒，密封，浸泡14日后，过滤去渣，即成。

〈功能主治〉养血，祛风湿。用于血虚眩晕、风湿腰痛、四肢麻木。

〈用法用量〉口服：每次服15～30ml，日服2次。

处方来源 《民间百病良方》

桂圆补血酒Ⅰ

〈处　方〉桂圆肉100g • 制首乌100g • 鸡血藤100g • 白酒2L

〈制　法〉将前3味捣碎或切成薄片，置容器中，加入白酒。密封，每日振摇1次，浸泡10天后，过滤去渣，即成。

〈功能主治〉滋阴养血。用于面色无华、头晕目眩、心悸失眠、四肢无力、须发早白等症。

〈用法用量〉口服：每次服20ml，日服2次。

处方来源 《药酒汇编》

益阴酒

〈处　方〉生地15g • 女贞子30g • 芝麻仁30g • 枸杞子30g • 冰糖50g • 白酒1L

〈制　法〉将前4味捣碎或切成薄片，入布袋，置容器中，加入白酒，密封，置文火上煮沸，取下待冷，浸泡14天后去药袋，加入冰糖，再兑入白开水250ml，备用。

〈功能主治〉滋肝肾，补精血，益气力，乌须发。用于头晕目眩、腰膝酸软、肾虚遗精、须发早白、肠燥便秘。

〈用法用量〉口服：每次饭前服10～20ml，日服3次。

〈处方来源〉《药酒汇编》

〈附　　记〉凡属阴虚所致者用之多效。

桑皮姜桂酒

〈处　　方〉桑根白皮25g・干姜100g・桂心5g・大枣200g・白酒3L
〈制　　法〉上4味药切成薄片，以酒煮取500ml。去渣即得。
〈功能主治〉发表止痛，温中止吐。用于同房后妇人头痛、欲呕心闷。
〈用法用量〉口服：分2次服完，不令汗出。

〈处方来源〉唐・《千金要方》

桑椹酒 I

〈处　　方〉桑椹1000g・糯米5000g・甜酒曲200g
〈制　　法〉将桑椹捣烂，加水3L，煎取浓汁（约1L），候凉，待用。糯米水浸沥蒸熟，候凉，置容器中，加入酒曲（研末），药汁拌匀，密封，如常法酿酒。7～10日后药酒酿成，去渣即得。
〈功能主治〉滋阴补肾，益肝明目，生津止渴，润肺。用于眩晕、耳鸣目暗、失眠、消渴、便秘，可用于高血压、神经衰弱、糖尿病、习惯性便秘、须发早白等。
〈用法用量〉口服：每次服15ml，日服3次，或不拘时，徐徐饮之。

❗ **注意事项：脾胃虚寒泄泻者忌服。**

〈处方来源〉《中国医学大辞典》

〈附　　记〉验之临床，用治上述各症，若能坚持服用，每收良效。

黄牛及脑子酒

〈处　方〉黄牛脑子（切片）1个·白芷9g·川芎片9g·白酒500ml

〈制　法〉同入瓷器内，加酒煮沸。

〈功能主治〉祛风活血止头痛。用于远年近日、偏正头痛。

〈用法用量〉口服：乘热食之，尽量而醉，醉后即卧，卧醒疾若消。

〈处方来源〉清·《寿世青编》

〈附　记〉本方原载《寿世青编》"病后调理食服法"中，以黄牛脑子治头部疾病，也是中医脏器疗法的一种，再加白芷、川芎祛风活血止头痛，酒能升阳，所以是一张祛邪与扶正兼顾的方剂。

菊花地黄酒

〈处　方〉杭菊花500g·生地黄200g·当归200g·枸杞子200g·糯米1kg·酒曲40g

〈制　法〉将前4味加水5L，煎取浓汁，糯米水浸，沥干，蒸熟候冷，置容器中，再加入药汁、酒曲（先研末），搅匀密封，置保温处令发酵，7日后酒熟即可服用。

〈功能主治〉滋阴平肝，养血祛风。用于眩晕、头风、耳鸣、耳聋、痿痹等，有消百病之功。

〈用法用量〉口服：每次服20~30ml，日服2次。

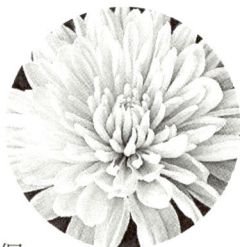

〈处方来源〉《临床验方集》

〈附　记〉验之临床，确有良效。又单用杭菊花，与糯米、酒曲，如常法酿酒，用法同上。用治肝热型高血压、眩晕等症，效佳。

雄黄葱芷酒

〈处　方〉雄黄3g·香白芷9g·葱白3茎·白酒100ml

〈制　法〉雄黄、白芷共研细末，用好酒一盏，葱白3茎，将药放入酒，将葱白3茎调药匀。

〈功能主治〉祛风止痛。用于头风头痛。

〔用法用量〕先嚼葱后吃药，然后再吃葱3茎，再服酒汤药。重者不过3服，服了之后，将被盖头面，汗出即愈。

〔处方来源〕明·《普济方》

〔附　记〕市售雄黄混合砒霜，服用不慎，会引起以上吐下泻为主症的中毒反应，严重者将危及生命。药用时应注意选择，以红黄色状如鸡冠者质较纯粹，如为白色结晶或碾碎时外红中白者，均为含有砒霜之征，用时须特别慎重。中毒后急救，可用防己10g，或生甘草1份，绿豆2份，煎浓汁频服。

第五章 泌尿、生殖系统疾病用药酒

第一节
白浊（前列腺炎）用药酒

二山芡实酒

〈处　　方〉山萸肉30g • 怀山药30g • 生芡实30g • 熟地30g • 菟丝子40g • 莲子肉20g • 低度白酒1.6L

〈制　　法〉将前6味捣碎或切成薄片，置容器中，加入白酒，密封，浸泡5～7日后，过滤去渣，即成。

〈功能主治〉补肾固摄。用于肾虚白浊（慢性前列腺炎）。

〈用法用量〉口服：每次服20～30ml，日服2～3次。

〈处方来源〉临床经验方

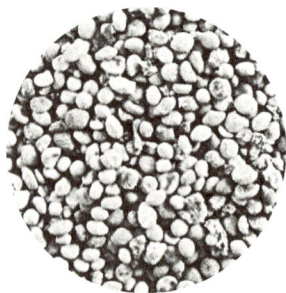

山枝根酒

〈处　　方〉山枝根皮250g • 白酒2.5L

〈制　　法〉将上药洗净、切碎，置容器中，加入白酒，密封，浸泡10天，过滤去渣，即成。

〈功能主治〉补肺肾，祛风湿，活血通络。用于前列腺炎、肾虚遗精。

〈用法用量〉口服：每次服30ml，日服2次。

〈处方来源〉《药酒汇编》

小茴香酒

〈处　　方〉小茴香（炒黄）30g • 黄酒250ml

〈制　　法〉将上药研粉末，用黄酒煎沸冲泡，停一刻，去渣，即服用。

〈功能主治〉温中，理气，逐寒。用于白沙（俗名偏白）。

〈用法用量〉口服：每次服30～50ml，日服2～3次。

〈处方来源〉清 • 《医林改错》

荠菜酒

〈处　方〉荠菜250g • 川萆薢50g • 黄酒1.5L

〈制　法〉将前2味切碎或切成薄片，置容器中，加入黄酒，隔水煮沸后，离火，密封，浸泡1宿，过滤去渣，即成。

〈功能主治〉清利湿热，分清泌浊。用于白浊膏淋。

〈用法用量〉口服：每次服50ml，日服2次。

〖处方来源〗《民间百病良方》

萆薢酒

〈处　方〉川萆薢100g • 龙胆草50g • 车前子50g • 芡实30g • 黄酒2L

〈制　法〉将前4味捣碎或切成薄片，置容器中，加入黄酒，隔水煮沸，离火，密封，浸泡一日，过滤去渣，即成。

〈功能主治〉清利湿热，益肾固涩。用于急性前列腺炎。

〈用法用量〉口服：每次服40~50ml，日服2~3次。

〖处方来源〗临床经验方

第二节
胞痹用药酒

秦艽酒方

〈处　方〉秦艽60g • 牛膝60g • 川芎60g • 防风60g • 桂心60g • 独活60g • 丹参60g • 赤茯苓60g • 杜仲15g • 侧子（炮制去皮脐）45g • 石斛45g • 干姜45g • 麦冬45g • 地骨皮45g • 五加皮150g • 薏苡仁30g • 大麻仁（炒）50g • 白酒8L

〈制　法〉将前17味捣碎或切成薄片，入布袋，置容器中，加入白酒，密封，浸泡7天后，过滤去渣，即成。

〈功能主治〉祛风散寒，活血利水。用于胞痹。

〈用法用量〉口服：每次空腹温服10~15ml，日服2次。

〖处方来源〗宋·《圣济总录》

通胞酒

〔处　　方〕菟丝子50g・肉苁蓉50g・秦艽50g・车前草50g・白茅根10g・川红花15g・白酒2L

〔制　　法〕将前6味切成薄片，置容器中，加入白酒，浸泡5～7天后，过滤去渣，即成。

〔功　　用〕补肾阳，祛风湿，清湿热，活血利水。用于胞痹、小腹胀满、小便艰涩不利。

用　　法　口服：每次服15～30ml，日服3次。

处方来源　《中国药酒配方大全》

第三节
睾丸炎用药酒

山芝麻酒

〔处　　方〕鲜山芝麻25g・白酒100ml

〔制　　法〕将上药洗净切碎，置砂锅中，加入白酒和清水各半，煎至数百沸，去渣备用。

〔功能主治〕解表清热，消肿解毒。用于睾丸炎。

〔用法用量〕口服：每日1剂，分2次服完。

处方来源　《民间百病良方》

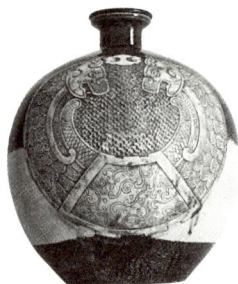

鸡嗉子花酒

〔处　　方〕鸡嗉子花30g・虎杖15g・小木通15g・白酒500ml

〔制　　法〕将前3味洗净切碎，入布袋，置容器中，加入白酒，密封，浸泡10天后，过滤去渣，即成。

〔功能主治〕补中益气，清利湿热，解郁和中。用于睾丸肿大。

〔用法用量〕口服：每次服10ml，日服2次。

处方来源　《民间百病良方》

香楝酒

〔处　方〕南木香12g • 小茴香12g • 大茴香12g • 川楝子肉12g • 连须葱白5根 • 白酒100ml

〔制　法〕将前4味放入锅内一同炒至香，入葱白，用水1碗，冲火锅内，盖上盖煎至半碗时取出去渣，加白酒搅匀，再加食盐1茶匙，溶解后即得。

〔功能主治〕理气止痛，清肝泻火。用于单侧睾丸肿大、疼痛下坠连及小腹的疝气疼痛和小腹寒痛。

〔用法用量〕口服：趁热空腹，1次服完或分2次服。

处方来源　《药酒汇编》

第四节
老年性遗尿用药酒

龙虱酒

〔处　方〕龙虱20g • 白酒500ml

〔制　法〕将上药拍碎，置容器中，加入白酒，加盖置文火上煮至沸，取下候冷，密封，浸泡21天后，过滤去渣，即成。

〔功能主治〕补肾，固精，活血。用于遗尿、夜尿增多。

〔用法用量〕口服：每次服10~20ml，每晚临睡前服1次。

处方来源　《民间百病良方》

仙茅益智酒Ⅱ

〔处　方〕仙茅12g • 怀山药12g • 益智仁10g • 白酒500ml

〔制　法〕将前3味切成薄片，置容器中，加入白酒，密封，每日振摇1次，浸泡10天，过滤去渣即成。

〔功能主治〕温肾固摄。用于治疗遗尿、腰酸、畏寒怕冷等。

〔用法用量〕口服：每次服10~20ml，日服2次。

〔处方来源〕 《药酒汇编》

鸡肝肉桂酒

〔处　　方〕雄鸡肝60g • 肉桂30g • 白酒750ml

〔制　　法〕将前2味切碎成片，置容器中，加入白酒，密封，经常摇动。浸泡7日后，过滤去渣，即成。残渣曝干研细末，随酒送服。

〔功能主治〕补肝肾，温阳止遗。用于治疗遗尿、遗精。

〔用法用量〕口服：每次服15~25ml，每晚临睡前服1次，并送服药末3~5g。

〔处方来源〕 《药酒汇编》

茴香酒 I

〔处　　方〕小茴香30g • 桑螵蛸30g • 菟丝子20g • 白酒500ml

〔制　　法〕将前3味捣碎，入布袋，置容器中，加入白酒，密封。每日振摇数下，浸泡7天后，过滤去渣、备用。

〔功能主治〕补肾，温阳，止遗。用于治疗遗尿，兼有小腹不温、腰膝酸软等症。

〔用法用量〕口服：每次空腹服10~20ml，日服2次。

〔处方来源〕 《药酒汇编》

益丝酒

〔处　　方〕菟丝子30g • 益智仁30g • 白酒300ml

〔制　　法〕将前2味捣碎，置容器中，加入白酒。密封，每日振摇1次，浸泡7天，过滤去渣，即成。

〔功能主治〕温肾固摄。用于治疗遗尿、遗精。

〔用法用量〕口服：每次服15~30ml，日服2次。

〔处方来源〕 临床经验方

第五节
淋证用药酒

三黄参归酒

〔处　　方〕黄芪8g • 黄精8g • 熟地黄8g • 党参8g • 杜仲8g • 枸杞子8g • 川芎3g • 红枣10g • 何首乌5g • 菟丝子5g • 当归4g • 白酒500ml

〔制　　法〕将前11味共为粗末或切成薄片，入布袋，置容器中，加入白酒，密封，浸泡14日后，过滤去渣，即成。

〔功能主治〕补气助阳，健脾益肾。用于疲乏无力、小便淋沥、腰膝背痛、动则气促等。

〔用法用量〕口服：每次服20～30ml，日服2次。

〔处方来源〕《药酒汇编》

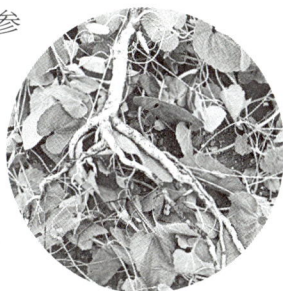

干胶通淋酒

〔处　　方〕干胶（炙）100g • 白酒2L

〔制　　法〕上1味捣末，酒2L和。

〔功能主治〕补益精血，利尿通淋。用于治疗劳淋。

〔用法用量〕口服：每次服30～60ml，日服3次。

〔处方来源〕唐•《外台秘要》

〔附　　记〕一方用鹿角胶。

车前草酒I

〔处　　方〕鲜车前草30g（干品15g）• 黄酒300ml

〔制　　法〕黄酒煎服，去渣，待用。

〔功能主治〕清热，利湿，消胀。用于热淋、小腹胀满。

〔用法用量〕口服：每日1剂，分2次服。

〈处方来源〉 《中国药酒配方大全》

〈附　　记〉或加陈皮、白糖各适量。湿热毒甚加龙胆草15g。

白沙利湿酒

〈处　　方〉白沙500g・白酒500ml
〈制　　法〉白沙熬令极热，以酒淋取汁，备用。
〈功能主治〉清热，利湿。用于治诸种淋症。
〈用法用量〉口服：每次服20~30ml，日服2~3次。或任性饮服。

〈处方来源〉 明・《普济方》

〈附　　记〉白沙是沙鱼的一种，又名鹿沙。

地榆木通酒

〈处　　方〉生地榆50g・白茅根50g・木通30g・车前子30g・低度白酒500ml
〈制　　法〉将前4味切碎成片或捣碎，置容器中，加入白酒，密封，隔水煮30分钟，浸泡1~2宿，过滤去渣，即成。
〈功能主治〉凉血清热，利尿通淋。用于热淋、血淋，兼治血尿。
〈用法用量〉口服：每次服15~30ml，日服3次。

❗ **注意事项：忌食油腻、油炸及辛辣之物。**

〈处方来源〉 临床经验方

〈附　　记〉亦可水煎服，每日1剂，每次服20~40ml，日服3次。

皂角故纸酒

〈处　　方〉皂角刺50g・破故纸50g・白酒500ml
〈制　　法〉上药切为细末，装瓶备用。
〈功能主治〉补肾，消肿，利湿。用于治小便淋沥、短赤疼痛。
〈用法用量〉口服：每次取药末5g，用无灰酒20ml调服。

〔处方来源〕 明·《普济方》

鸡眼草酒

〔处　　方〕鸡眼草30g • 米酒500ml

〔制　　法〕将上药洗净，切碎。放入砂锅中，加水适量和米酒，煎沸后，改用文火煎取500ml。去渣，即成。

〔功能主治〕清热解毒，健脾利湿。用于热淋等。

〔用法用量〕口服：每次服20～40ml，日服2次。

〔处方来源〕《药酒汇编》

茄叶酒

〔处　　方〕茄子叶20～30g • 黄酒100ml

〔制　　法〕将上药洗净，熏干研末，备用。

〔功能主治〕清热活血，消肿止痛。用于血淋疼痛。

〔用法用量〕口服：每次取药末10g，用黄酒50～60ml煎沸，待温服之，每日服2次。

〔处方来源〕《药酒汇编》

南藤酒

〔处　　方〕南藤30g • 白酒500ml

〔制　　法〕将南藤洗净，切碎，置容器中，加入白酒，密封，浸泡10日后，过滤去渣，即成。

〔功能主治〕祛风除湿，抗衰老，强腰膝。用于热淋茎中痛、手术后疼痛。

〔用法用量〕口服：冬季服用。每次服10～15ml，日服2次。

〔处方来源〕《民间百病良方》

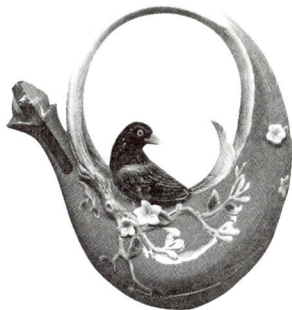

眼子菜酒

〈处　　方〉眼子菜60g • 米酒20～40ml

〈制　　法〉将上药洗净，切碎，放入砂锅内，加水450ml，煎至减半，去渣，加入米酒煮沸，即成。

〈功能主治〉清热解毒，渗湿利水。用于热淋。

〈用法用量〉口服：每次服15～30ml，日服2次。

〈处方来源〉《民间百病良方》

慈竹酒

〈处　　方〉慈竹心6～9g • 白酒80ml

〈制　　法〉将上药洗净捣碎，放砂锅内，加入白酒，以文火煎至减半，去渣，即成。

〈功能主治〉清热解毒。用于淋浊症初起。

〈用法用量〉口服：每日1剂，分2次服。随制随服。

〈处方来源〉《民间百病良方》

腹水草酒

〈处　　方〉腹水草10～15g • 白酒20～30ml

〈制　　法〉将上药洗净、切碎，放入砂锅中，加水50ml，煎数沸后，再加入白酒文火煎至减半，过滤去渣，待用。

〈功能主治〉行水散瘀，解毒消肿。用于淋病、白浊等。

〈用法用量〉口服：每日1剂，分2次服。随制随服。

〈处方来源〉《民间百病良方》

磨石通淋酒

〈处　　方〉磨石100g • 白酒250ml

〈制　　法〉用磨石烧赤热，投入酒中。

〈功能主治〉清利湿热，通淋排石。用于石淋。

〈用法用量〉口服：每次服20～40ml，日服2次。

〈处方来源〉明 • 《普济方》

螺蛳酒

〔处　方〕螺蛳250g • 白酒300ml

〔制　法〕将上药洗净，连壳放入砂锅内炒热，以白酒浸之，然后用文火煎至100ml。取食螺肉，仍以此药酒送服。

〔功能主治〕清热解毒，祛风利湿。用于五淋、白浊等。

〔用法用量〕口服：每日1剂，分2次服。

〔处方来源〕《民间百病良方》

第六节
癃闭（尿潴留）用药酒

竹叶酒Ⅱ

〔处　方〕淡竹叶30~100g • 白酒500ml

〔制　法〕将上药捣碎，入布袋，置容器中，加入白酒，密封，浸泡3日后，去渣即成。

〔功能主治〕清心火，除烦热，利小便。用于风热、心烦、小便不利。

〔用法用量〕口服：每次服30~50ml，每日3次。或不拘时，适量饮用。

〔处方来源〕明·《本草纲目》

〔附　记〕本药酒中所用的淡竹叶，是禾本科多年生草本植物淡竹叶的茎叶，与古人所用的竹叶，在植物来源上有所区别，功效上也各有其特点。

明矾酒Ⅰ

〔处　方〕明矾（透明者佳）8g • 白酒1L

〔制　法〕将白酒投入茶杯或碗内，投入明矾研磨5分钟，待用。

〔功能主治〕利小便。用于小便不通。

〔用法用量〕外用：用手指蘸矾酒，在患者脐部揉按约15分钟。如有酒量，也可同时口服5~10ml。

〔处方来源〕《中国药酒配方大全》

〔附　　记〕内外合用，效果尤佳。

商陆酒 I

〔处　　方〕商陆24g・黄酒250ml

〔制　　法〕将上药切薄片，入布袋，置容器中，加入黄酒，密封，浸泡3～5天后，去渣即成。

〔功能主治〕泻下利水，消肿散结。用于水肿胀满、大便秘结、小便不利等。

〔用法用量〕口服：每次服20～40ml，日服3次。

〔处方来源〕《民间百病良方》

麻黄桔梗酒

〔处　　方〕麻黄（去节）20g・桔梗7g・黄酒350ml

〔制　　法〕将前2味切碎，置砂锅中，加入黄酒，用文火煎至170ml，去渣即成。

〔功能主治〕发汗，宣肺，利水。用于小便不利、头面浮肿等症。

〔用法用量〕口服：徐徐温服，令出汗为度。

〔处方来源〕临床经验方

〔附　　记〕用治风水，效果亦佳。

酸浆草酒

〔处　　方〕酸浆草（鲜品）500g・黄酒100ml

〔制　　法〕将上药洗净，榨取自然汁，与等量黄酒调和即成。

〔功能主治〕清热解毒，利尿。用于小便不通、小腹气胀满闷。

〔用法用量〕口服：每次服30～50ml，不应再服。

〔处方来源〕宋・《圣济总录》

〔附　　记〕验之临床，确有奇效。用治难产效果亦佳。

第七节
泌尿系结石用药酒

石韦酒

〔处　　方〕石韦30g•滑石30g•冬葵子30g•川金钱草30g•海金沙30g•甘草6g•木通6g•车前子12g•瞿麦12g•赤茯苓12g•鸡内金（研细末冲）9g•黄酒2L

〔制　　法〕将前10味研为粗末或切成片，置砂锅中入黄酒以文火煎至800ml，过滤去渣，冲入鸡内金，待用。

〔功能主治〕清利湿热，排石通淋。用于沙淋、石淋。

〔用法用量〕口服：每日1剂，分3次服完。

> 处方来源　《中国药酒配方大全》

金钱草酒

〔处　　方〕川金钱草100g•海金沙30g•黄酒1L

〔制　　法〕上药用黄酒以文火煎至400ml，去渣，待用。

〔功能主治〕清利湿热，排石通淋。用于沙淋（输尿管、膀胱、尿道结石）。

〔用法用量〕口服：每日1剂，分3次服完。

> 处方来源　《药酒汇编》

胡桃仁酒

〔处　　方〕胡桃仁200g•生鸡内金100g•滑石100g•冰糖（或白糖）120g•白酒1L

〔制　　法〕先将胡桃仁、鸡内金放入香油（约200ml）中炸酥，研末，连同药油、滑石、冰糖置容器中，加入白酒，密封，浸泡3～5日后开封取用。

〔功能主治〕清利通淋，润肠排石。用于泌尿系结石。

〔用法用量〕口服：每次用川金钱草50g煎水冲服药酒15～30ml，日服2～3次。

〖处方来源〗 《中国药酒配方大全》

消石酒

〖处　　方〗 川金钱草150g • 滑石100g • 生鸡内金100g • 元胡90g • 广郁金100g • 风化硝100g • 核桃仁80g • 白酒5L

〖制　　法〗 先将川金钱草用水煎2次，取汁待用，再将后6味捣碎，置容器，加入白酒，密封，浸泡5～10日后，过滤去渣即得。或将生鸡内金研细末，过滤后冲入。

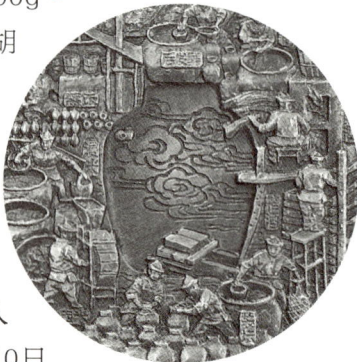

〖功能主治〗 清热利湿，消石排石，行气止痛。用于泌尿系结石，疼痛难忍。

〖用法用量〗 口服：每次空腹服20～30ml，日服3次。服时兑入金钱草水50ml，冲淡饮服。

❗ **注意事项：忌食油腻及辛辣食物。**

〖处方来源〗 《中国药酒配方大全》

猕猴桃酒

〖处　　方〗 猕猴桃250g • 白酒1L

〖制　　法〗 将上药去皮，置容器中，加入白酒，密封，每日振摇1次，浸泡30天后，去渣，备用。

〖功能主治〗 清热养阴，利尿通淋。用于热病烦渴、热壅反胃、尿涩、尿道结石、黄疸、痔疮等。

〖用法用量〗 口服：每次服20～30ml，日服2次。

〖处方来源〗 《药酒汇编》

第八节
臌胀用药酒

丹参酒方

〔处　方〕丹参45g•白术45g•鬼箭羽45g•秦艽30g•知母（冬月不用）30g•赤茯苓30g•猪苓9g•海藻9g•肉桂9g•独活9g•白酒2.5L

〔制　法〕将前10味切碎或切薄片，置容器中，加入白酒，密封，浸泡5~7天（急用者置热灰上一日便可用），过滤去渣，即成。

〔功能主治〕祛风湿，利小便，健脾活血。用于久患大腹病，其状四肢细、腹大、有小劳苦、足胫肿满、食则气急。

〔用法用量〕口服：每次服10~15ml（饮酒少者，随意减之），日服3次。

〔处方来源〕宋•《圣济总录》

〔附　记〕大腹病下利药不瘥宜用此药酒。

丹参箭羽酒

〔处　方〕丹参25g•鬼箭羽25g•白术25g•独活25g•秦艽15g•猪苓15g•知母10g•海藻10g•茯苓10g•桂心10g•酒2L

〔制　法〕以上10味切碎或切薄片入布袋，置容器中，加入白酒，密封，浸泡5日，过滤去渣，备用。

〔功能主治〕除风湿，利小便，消水谷。用于水肿腹大、四肢细、腹坚如石、小劳苦则胫肿、小饮食便气急。

〔用法用量〕口服：每于饭前随性饮服（约一次不超过50ml），日服3次。根据酒量渐渐增加。

〔处方来源〕唐•《千金要方》

石英消胀酒

〈处　　方〉白石英500g・白酒2.5L

〈制　　法〉用白石英明净者，捶如大豆大，以瓷瓶盛，用好酒浸，以泥重封瓶口，以马粪及糠火烧之，常使酒小沸（6小时左右），即令住火。

〈功能主治〉用于腹坚、腹胀满，古称"石水"。

〈用法用量〉口服：每次约100ml，日服3次。温服，如不饮酒，即随性少食之。

> ❗ 注意事项：《本草求真》："忌芥菜、蔓菁、芜荑、葵、荠苨。"《得配本草》："久服多服则元气下陷。"

处方来源　明・《普济方》

〈附　　记〉石水：古病名，一指偏于下腹部的水肿，空腹如石，胁下胀痛，脉沉，但不喘，多因肝肾阴寒，水气凝聚下焦所致。二指单腹胀，《医门法律・胀病论》："凡有癥痕、积块、痞块，即是胀病之根，日积月累，腹大如箕，腹大如瓮。是名单腹胀……仲景所谓有石水者，正指此也"。

白杨枝酒

〈处　　方〉白杨东南枝（细剉）2.5L・酒5L

〈制　　法〉将上药熬令黄，用酒5L，淋讫，以绢袋盛滓，还纳酒囊密封2夜。

〈功能主治〉活血，利水。用于腹胀满坚如石、积年不损者。

〈用法用量〉口服：每次约100ml，每日3次。

处方来源　《中药大辞典》

牵牛酒

〈处　　方〉干鸡矢（炒黄）100g・白酒300ml

〈制　　法〉上药用白酒煎至减半，滤汁，备用。

〈功能主治〉利水消胀。用于一切肚胀、四肢肿胀、不拘鼓胀、气胀、湿胀、水胀等悉皆主之。

〈用法用量〉口服：1剂分3次取，少顷，腹中气大转动，利，即自下部皮皱消也。未尽，隔日再作。仍以田螺2枚，滚酒沦食，后用白粥调理。

〈处方来源〉明·《本草纲目》

〈附　　记〉《本草纲目》曰："有峨嵋一僧，用此药酒治人得效，其人牵牛来谢，故名。"

第九节
肾结核用药酒

马齿苋酒 I

〈处　　方〉马齿苋1.5kg • 黄酒1.5L

〈制　　法〉将马齿苋捣烂，置容器中，加入黄酒，密封，浸泡14小时后，过滤去渣，即成。

〈功能主治〉温肾补虚，活血化瘀。用于肾结核、白带等症。

〈用法用量〉口服：每次饭前服l0～15ml，日服3次。如病人有饮酒习惯者可每服15～30ml。

〈处方来源〉《医学文选·祖传秘方验方集》

百部二子酒

〈处　　方〉百部100g • 菟丝子150g • 车前子90g • 杜仲50g • 白茅根15g • 白酒3L

〈制　　法〉将前5味加工捣碎或切薄片，置容器中，加入白酒，密封，浸泡7天后，过滤去渣，即成。

〈功能主治〉补肾壮腰，杀虫利水。用于肾结核。

〈用法用量〉口服：每次饭前温服15～30ml，日服2次。

〈处方来源〉临床经验方

第十节
水肿（肾炎）用药酒

二桑酒

〈处　方〉桑白皮100g•桑椹250g•糯米5kg•酒曲50g

〈制　法〉将桑白皮切碎或切成薄片，加水10公斤煎至一半，再入桑椹同煮至3.5L，糯米蒸饭，与药汁、酒曲（研末）拌匀，置容器中，如常法酿酒。酒熟后即可取用。

〈功能主治〉补虚泻实。用于肝肾不足、水热交阻的浮肿。这种浮肿病兼有头眩、耳鸣、小便不利等症。

〈用法用量〉口服：每次服30～50ml，日服2～3次。或适量饮服。

处方来源　宋•《普济本事方》

〈附　记〉验之临床，连服效佳。

大生地酒

〈处　方〉大生地120g•牛蒡根（去皮）120g•杉木节50g•牛膝50g•独活30g•丹参30•地骨皮30g•火麻仁60g•防风20g•白酒5L

〈制　法〉将前9味捣碎或切成薄片，入布袋，置容器中，加入白酒，密封，浸泡7天后，过滤去渣，即成。

〈功能主治〉清热凉血，活血祛风，温经通络。用于足腰虚肿、烦热疼痛、行步困难。

〈用法用量〉口服：每于饭前随性饮服（约1次不超过50ml），日服3次。

处方来源　宋•《太平圣惠方》

大豆消肿酒

〈处　方〉大豆500g•杏仁（去皮尖熬）500g•黄芪100g•防风150g•白术250g•木防己200g•茯苓200g•麻黄（去节）200g•甘草（炙）200g•生姜300g•清酒10L

〈制　　法〉以上10味切片，用水3L先煮豆取1L，去滓，加入酒及药煮取7L。

〈功能主治〉宣肺，健脾，利水。用于风水、举身肿满、短气欲绝。

〈用法用量〉口服：分7次服，1日1夜服尽，当下，小便极利。

> ❗ **注意事项：忌大醋、海藻、菘菜、桃李、雀肉等。**

〈处方来源〉唐·《外台秘要》

〈附　　记〉方中大豆、黄芪、白术、茯苓、甘草、生姜，温中健脾利水；麻黄、杏仁、防风，宣肺通调水道。全方利中寓补，攻补兼顾，适宜于年迈体弱，心肺功能不佳引起的浮肿。

小芥子酒

〈处　　方〉小芥子500g·白酒3L

〈制　　法〉上药捣末，绢袋盛，加入白酒，密封，浸之7日。

〈功能主治〉祛痰，利水。用于心腹胀满及臌胀。

〈用法用量〉口服：空腹温服，每次服30~50ml，日服2次。

〈处方来源〉唐·《千金要方》

五加姜桂消肿酒

〈处　　方〉五加皮50g·猪椒根皮100g·丹参50g·橘皮50g·地骨皮40g·干姜40g·白术40g·干地黄25g·川芎25g·制附子25g·桂心20g·桔梗20g·大枣50枚·甘草15g·白酒4L

〈制　　法〉以上14味药，切细，装入纱布袋内，扎紧袋口，将纱布药袋放入容器内，加入酒，密封，浸渍1星期即可。

〈功能主治〉补益正气，利水消肿。用于虚胀。

〈用法用量〉口服：每次服30~50ml，日服2次。

〈处方来源〉唐·《备急千金要方》

〈附　　记〉虚胀：①脾肾阳虚者，主要表现为臌胀、纳呆、畏寒和面色苍白。②肝肾阴虚者，主要表现为腹胀、消瘦、面黑、尿赤、心烦、衄血、舌质红绛、脉细等。

芫花菟丝子酒

〈处　　方〉芫花1000g·菟丝子1000g·白酒5L

〈制　　法〉将前2味捣碎，置容器中，加入白酒，密封，浸泡3~5天后，过滤去渣，即成。

〈功能主治〉温阳补肾，利水消肿。用于卒肿、头面遍身皆肿。

〈用法用量〉口服：每次服30~50ml，日服2次。

处方来源　明·《普济方》

〈附　　记〉验之临床，凡肾虚水肿，用之皆效。《本草纲目》取菟丝子一味白酒量减半，余同上，效果亦佳。

皂荚酒

〈处　　方〉皂荚（去皮炙令黄）300g·白酒1.5L

〈制　　法〉将上药捣碎，用白酒浸透煎沸，密封浸泡1~2天后过滤去渣，即成。

〈功能主治〉利水消肿。用于全身水肿。

〈用法用量〉口服：每次服30~50ml，日服3次。

处方来源　晋·《肘后备急方》，唐·《千金要方》，明·《本草纲目》

〈附　　记〉皂荚的祛痰作用已经临床证实（比桔梗、前胡为差，持续时间较短。）但其治水肿，历代很少论及，本方值得作进一步研究。

抽葫芦酒

〈处　　方〉抽葫芦300g·黄酒1L

〈制　　法〉将上药入黄酒煮1小时，去渣即成。或将抽干葫芦，研为细末，备用。

〈功能主治〉利水消肿。用于腹大、全身肿。

〔用法用量〕口服：每次服15~30ml，或服药末9g，以黄酒30ml送服，日服2次。

〔处方来源〕清·《医林改错》

独活姜附酒

〔处　方〕独活150g • 制附子150g • 干姜50g • 白酒750ml

〔制　法〕将前3味粗碎或切成薄片，入布袋，置容器中，加入白酒，密封，浸泡3~7天，过滤去渣，备用。

〔功能主治〕温中散寒，祛风除湿，消肿止痛。用于风寒湿痹、脚气水肿、腰脊风寒、心腹冷痛等。

〔用法用量〕口服：每次服10~20ml，口服1~2次。

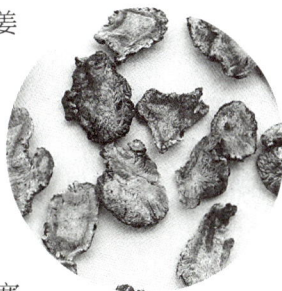

⚠ **注意事项：关节或局部水肿者忌服。**

〔处方来源〕《药酒汇编》

桃皮木通酒

〔处　方〕桃皮1.5kg • 木通500g • 糯米2.5kg • 酒曲25g

〔制　法〕先将桃皮用清水15L煎至5L，一半渍木通，一半煮饭，按常法酿酒。待酒熟后，过滤去渣，即成。

〔功能主治〕利水消肿。用于水肿、水便不利等。

〔用法用量〕口服：每次服50ml，日服3次。

〔处方来源〕《药酒汇编》

桃皮酒

〔处　方〕桃皮（削去上黑，取里黄皮）1.5kg • 麦曲20g • 秫米2kg

〔制　法〕上药用水3L，煮桃皮成1.5L，用汁渍麦曲，汁渍饭酿如酒法，热漉去滓。

〈功能主治〉利水消肿。用于小便不利。

〈用法用量〉口服：每次20ml，日服3次，耐酒者增加，以体内有热为佳。

〈处方来源〉唐·《外台秘要》，明·《本草纲目》

〈附　　记〉桃皮：又名桃茎白皮，为蔷薇科植物桃去掉栓皮的树皮，其味苦辛、性平无毒，能治水肿、痧气腹痛、肺热喘闷、痈疽、瘰疬、湿疮等。

海藻消肿酒

〈处　　方〉海藻150g • 茯苓150g • 防风150g • 独活150g • 附子150g • 白术150g • 大黄100g • 鬼箭羽100g • 当归100g • 酒20L

〈制　　法〉将上9味药切碎或切成薄片，入布袋，置容器中，加入白酒，密封，浸泡5日，过滤去渣，即成。

〈功能主治〉祛风除湿，健脾利水。用于游风行走无定，肿或如核，或如盆杯，或着腹背，或着臂，或着脚，悉主之。

〈用法用量〉口服：初次服30~50ml逐渐增加，以瘥为度。

〈处方来源〉唐·《千金要方》，明·《普济方》

海藻浸酒

〈处　　方〉海藻90g • 赤茯苓90g • 防风90g • 独活90g • 制附子90g • 白术90g • 鬼箭羽60g • 当归60g • 大黄（醋炒）120g • 白酒8L

〈制　　法〉将前9味捣碎或切成薄片，入布袋，置容器中，加入白酒，密封，浸泡5~7天，过滤去渣，即成。

〈功能主治〉补脾肾，祛风湿，活血散结，理气消肿。用于气肿、行走无定，或起如蚌，或大如瓯，或着腹背，或着臂脚。

〈用法用量〉口服：每日空腹中午，临卧各服1次。初服30ml，若麻立即减量，未利加40~50ml，以瘥为度。

〈处方来源〉宋·《圣济总录》

〔附　　记〕《普济方》方中前6味各用60g，余同上。验之临床，屡用良效。

桑枝酒 II

〔处　　方〕桑枝（连心皮，剉细）200g

〔制　　法〕用水8L，煮取4L汁，用4L米酿酒。

〔功能主治〕利水消肿。用于治水肿和腹泻。不泻则腹满肿胀，泻则体力虚衰。

〔用法用量〕口服：每次服100ml，日服3次。

处方来源　唐·《外台秘要》

葶苈酒

〔处　　方〕葶苈500g・白酒2.5L

〔制　　法〕上1味，用酒浸3宿，过滤去渣，备用。

〔功能主治〕利小便。用于大腹水肿。

〔用法用量〕口服：每次服50ml，日服2次，以小便利为度。

处方来源　宋·《圣济总录》

雄鸭酒 I

〔处　　方〕雄鸭（绿头雄者，退洗去杂候用）2kg・南苍术150g・防风50g・荆芥25g・砂仁15g・广木香15g・米仁150g・无灰陈酒2.5L

〔制　　法〕上药为末或切成薄片，酒拌装鸭内线缝，入瓷瓶，用无灰陈酒浸之，封口入锅重汤煮四炷香，去药滓。

〔功能主治〕祛风健脾，利水消肿。用于肿胀。

〔用法用量〕热服，分八九次服完，以矢气为验。

❗ 注意事项：忌一切盐味，气恼、生冷百日。

处方来源　《珍本医书集成》

黑豆浸酒

〔处　方〕黑豆（炒黑）100g • 白花蛇（酒浸炙微黄）25g • 火麻仁（蒸熟）200g • 五加皮25g • 苍耳子（炒微黄）25g • 牛蒡子（略炒微黄）100g • 白酒4L

〔制　法〕将前6味捣碎或切成薄片，入布袋，置瓷瓶中，加入白酒，密封，浸泡7日后，过滤去渣，即成。

〔功能主治〕祛风宣肺，润肠消肿胀。用于风肿（风水）。

〔用法用量〕口服：每次食前温服15～30ml，日服3次。

> ❗ **注意事项：阴水忌服。**

处方来源　明·《普济方》

蒲黄大豆酒

〔处　方〕蒲黄500g • 小豆500g • 大豆500g • 清酒4L

〔制　法〕上药以清酒煮取300ml，去滓，备用。

〔功能主治〕发表，利水，活血。用于因风虚水气病者通身肿、赤身暴肿。

〔用法用量〕口服：分3次服完。

处方来源　唐·《千金翼方》

鲜桑椹酒

〔处　方〕鲜桑椹100g • 白酒500ml

〔制　法〕将鲜桑椹洗净、捣汁装入纱布袋内，扎紧袋口，将纱布药袋放入酒瓶中，加入白酒，封口浸泡3日即成。

〔功能主治〕补肾阴，利水消肿。用于治水热内阻而引起的水肿、下肢浮肿、小便不利、关节作痛、耳鸣、目眩、口渴、头发白等症。

〔用法用量〕口服：每次服30～50ml，日服3次。

处方来源　明·《本草纲目》，《大众药膳》

第十一节
小便频数用药酒

鸡肠酒

〈处　方〉鸡肠1具 • 黄酒100ml

〈制　法〉将鸡肠洗净，切碎，入锅炒，以酒炖并椒葱5味，如常法炒菜，备用。

〈功能主治〉补虚固精。用于小便频数。

〈用法用量〉口服：5次顿食，每日1次。

〈处方来源〉《老老余编》

〈附　记〉本方当食疗方，常服效佳。

茱萸益智酒

〈处　方〉吴茱萸30g • 肉桂末20g • 益智仁50g • 白酒500ml

〈制　法〉将前3味切片，入布袋，置容器中，加入白酒，密封，浸泡7日后，过滤去渣，即成。

〈功能主治〉温肾固摄。用于小便频数，兼治遗尿。

〈用法用量〉口服：每次服15～30ml，日服2～3次。同时将药袋敷于脐部，并包扎固定。

〈处方来源〉临床经验方

第六章

神经系统疾病用药酒

第一节
癫痫狂用药酒

一味丹参酒

〈处　方〉丹参1.5kg • 白酒3L

〈制　法〉将上药与白酒置入容器中，密封浸泡14日后即可。

〈功能主治〉温经活血，通络止痛。用于癫痫，外伤性癫痫尤宜。

〈用法用量〉口服：每次服1匙，日服3次。分3个月服完1剂。

〔处方来源〕《民间百病良方》

丹参酒I

〈处　方〉丹参200g • 菖蒲50g • 酸枣仁（炒）50g • 法半夏15g • 50°白酒1.5L

〈制　法〉将前4味切碎，置容器中，加入白酒，密封，浸泡14天后，过滤去渣，压榨药渣取汁，合并浸液，再滤过澄清，即成。

〈功能主治〉活血通络，安神通窍。用于癫病、神经衰弱、脑震荡后遗症、头痛失眠等多种神经系统疾病。

〈用法用量〉口服：每次服20ml，日服2次。

〔处方来源〕临床经验方

丹砂酒

〈处　方〉丹砂（成块者）15g • 麝香（另研后入）6g • 白酒300ml

〈制　法〉将丹砂研成细末或切成薄片，同麝香同研和匀，置瓷瓶内，加入白酒，以慢火煨之，时用银针搅令热，备用。

〈功能主治〉清心泻火，芳香开窍。用于心神不定，如登高临险、言语不避亲疏、时时自笑、高声叫呼、举止无常、大便秘、小便赤、解衣露体、不能安处。

〈用法用量〉口服：每服随病人平时饮酒多少，令全醉。候病人睡着，再用厚衣被盖之，令汗出。

〔处方来源〕宋·《圣济总录》

〔附　记〕若病人不能多饮，只用丹砂0.3g，麝香1.5g，白酒100ml，制如前法，时时饮之。

乌鸦酒

〔处　方〕乌鸦1只 • 米酒1.5L

〔制　法〕先取出乌鸦胆留用。将乌鸦去毛及内脏，与米酒共置入容器中，密封浸泡20日后可滤出酒服用。药渣可再加米酒继续浸泡。

〔功能主治〕祛风定痫，滋养补虚。用于癫痫。

〔用法用量〕口服：乌鸦胆可另用100ml米酒冲服。每日服乌鸦酒2次，每次服100ml。不会饮酒者，可减量。

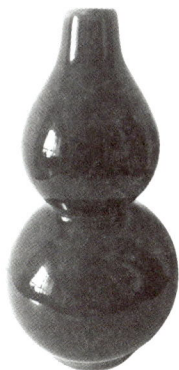

〔处方来源〕《动物药验方集成》

〔附　记〕儿童不会饮酒，可将乌鸦胆浸入酒一会儿，取出用开水冲服；乌鸦酒亦可蒸出酒味后服用。

芫青酒

〔处　方〕芫青10g • 制巴豆10g • 斑蝥（去翅足）10g • 制附子30g • 踯躅30g • 细辛30g • 乌头30g • 干姜30g • 桂心30g • 蜀椒30g • 天雄30g • 大黄30g • 38°白酒3L

〔制　法〕将前12味捣碎，置容器中，加入白酒，密封，浸泡10天后，过滤去渣，即成。

〔功能主治〕温肾散寒，搜风通络，通便泻火。用于百病风邪狂走、小脓肿、瘿瘤霍乱、中恶飞尸遁注、暴症伤寒、中风湿冷、头痛身重诸病、寒热风虚及头风等症。

〔用法用量〕口服：每次服5～15ml，以知为度，日服2次。若服后口苦烦闷，可饮水1L解之。

〔处方来源〕唐·《千金要方》

除痫酒

〔处　　方〕天麻72g • 淡全虫60g • 炙甘草60g • 石菖蒲60g • 当归150g • 胆南星21g • 白酒2L

〔制　　法〕将前6味捣为粗末或切成薄片，置容器中，加入白酒，密封，浸泡7日后，过滤去渣，即成。

〔功能主治〕祛风活血，化痰止痉，清心开窍。用于癫痫。

〔用法用量〕口服：每次空腹服20～40ml，日服3次。

〔处方来源〕临床经验方

菖蒲芩夏酒

〔处　　方〕黄芩15g • 半夏12g • 柴胡9g • 青皮9g • 枳壳9g • 竹茹9g • 龙胆草9g • 栀子9g • 菖蒲9g • 天竺黄9g • 远志6g • 制南星6g • 珍珠母30g • 磁石30g • 黄酒2L

〔制　　法〕将前12味切碎，置容器中，加入黄酒，密封，隔水煮沸，再浸渍二宿，过滤去渣，加入水煎液（将珍珠母、磁石加水煎2次，每次煎1~2小时。两次煎液合并浓缩至150ml）拌匀。即成。

〔功能主治〕除痰降火。用于癫狂（痰人狂乱型）。

〔用法用量〕口服：每次空腹服40～60ml，日服3次。

〔处方来源〕《中医内科新论》

〔附　　记〕本方系笔者根据《中医内科新论》除痰降火方，改水浸为水煎，酒煮加渍法而成。验之临床，效果尤佳。服酒时，若能上午1次加碳石滚痰九10g以酒送服，尤效。

第二节
面瘫（颜面神经麻痹）用药酒

定风酒Ⅲ

〔处　　方〕天门冬20g • 牛膝15g • 川桂枝15g • 麦门冬25g • 生地25g • 熟地25g • 川芎25g • 秦艽25g • 五加皮25g • 蜂蜜500g • 红砂糖500g • 米醋500ml • 白酒1L

〔制　　法〕先将白酒和蜂蜜、红糖、陈米醋置容器中，搅匀，再将前9味研成粗末或切成薄片，入布袋，入容器中，用豆腐皮封口，压上大砖，隔水蒸煮3小时，取出埋入地下土中，浸泡7天后，过滤去渣，取用。

〔功能主治〕滋补肝肾，养血熄风，强壮筋骨。用于平素头晕、头痛；耳鸣目眩、少寐多梦、突然发生口服歪斜、舌强语謇，或手足重滞，甚则半身不遂等症。可用于面瘫，中风后遗症。

〔用法用量〕口服：每次服30~40ml，每日早、晚各服1次。

〔处方来源〕《随息居饮食谱》

牵正独活酒

〔处　　方〕独活50g・制白附子10g・大豆（紧小者佳）200g・白酒1L

〔制　　法〕将前3味研碎或切成薄片，置容器中，加入白酒，密封，隔水煮1小时，或用酒煮至数沸后过滤去渣，备用。

〔功能主治〕祛风通络。用于面瘫（口眼歪斜）。

〔用法用量〕口服：每次服10~15ml，日服3次，或早、晚随量取之。

〔处方来源〕《药酒验方选》

牵正酒

〔处　　方〕独活50g・僵蚕15g・制白附子10g・全蝎10g・大豆100g・白酒（清酒）1L

〔制　　法〕将前5味粗碎或切成薄片，置容器中，加入白酒，密封，浸泡3~5天，或用白酒入药煎数沸。过滤去渣、即成。

〔功能主治〕祛风止痉，化痰通络。用于口眼歪斜。

〔用法用量〕口服：每次服10~15ml，日服3次（临睡1次）。

〔处方来源〕《药酒汇编》

蚕砂酒

〔处　　方〕制白附子50g · 晚蚕砂50g · 川芎
　　　　　30g · 白酒500ml

〔制　　法〕将前3味捣碎，入布袋，置容器中，加入白
　　　　　酒，密封浸泡5~7天后，过滤去渣，即成。

〔功能主治〕祛风化痰，活血通络。用于面瘫（口眼
　　　　　歪斜）。

〔用法用量〕口服：每次服10~11ml，日服3次。

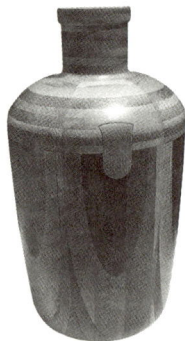

> ❗ **注意事项：服药期间避风，忌食生冷及一切刺激性
> 食物。**

〔处方来源〕临床者经验方

常春藤酒

〔处　　方〕常春藤（三角风）15g · 白风藤15g · 钩藤10g · 白酒
　　　　　500ml

〔制　　法〕将前3味切碎，置容器中，加入白酒，密封，浸泡10~20
　　　　　天后，过滤去渣，即成。

〔功能主治〕祛风止痉。用于口眼歪斜（面瘫）。

〔用法用量〕口服：每次服10~20ml，日服2次。

〔处方来源〕《贵阳民间草药》

熄风止痉酒

〔处　　方〕天麻15g · 钩藤15g · 羌活10g · 防风10g · 黑豆（炒）
　　　　　30g · 黄酒（或米酒）200ml

〔制　　法〕将前5味研为粉末或切成薄片，置容器中，加入黄酒，密
　　　　　封，置火上候沸即止。过滤去渣，候温，备用。

〔功能主治〕熄风止痉。用于面瘫，并治中风口噤、四肢强直、角弓反
　　　　　张、肌肤麻木不仁。

〔用法用量〕口服：每日1剂，分2次服或徐徐灌服。

〔处方来源〕《民间百病良方》

第三节
神经衰弱用药酒

人头七酒

〔处　方〕人头七（即人参果）50g • 白酒500ml

〔制　法〕将上药置容器中，加入白酒，密封，浸泡10～15日后，即可取用。

〔功能主治〕益气安神。用于神经衰弱、头昏、失眠、肾虚所致的须发早白、不思饮食、烦躁不渴、月经不调。

〔用法用量〕口服：每次服10～20ml，日服2次。

〔处方来源〕《陕甘宁青中草药选》

天麻补酒

〔处　方〕天麻30g • 人参15g • 三七10g • 杜仲20g • 白酒1L

〔制　法〕将上药研为粗末或切成薄片，纱布袋装，扎口，白酒浸泡。7日后取出药袋，压榨取液，并将药液与药酒混合，静置，过滤后即可饮用。

〔功能主治〕益气补肾，祛风活血。用于神经衰弱、身体虚弱、身倦乏力、头晕目眩，或肢体麻木、筋骨挛痛等。

〔用法用量〕口服：每次服10～20ml，日服1～2次。

〔处方来源〕《民间百病良方》

五味子酒

〔处　方〕五味子50g • 白酒500ml

〔制　法〕将上药洗净置容器中，加入白酒，密封，每日振摇1次，浸泡15天后即可取用。

〔功能主治〕镇静，强壮，安神。用于神经衰弱、失眠、头晕、心悸、健忘、烦躁等。

〔用法用量〕口服：每次服3～5ml，日服3次。

〈处方来源〉《药膳食谱集锦》，《中药制剂汇编》

〈附　　记〉本方用五味子藤20g，40%乙醇，用冷浸法，制成100ml，余同上。验之临床。效果均佳。

手掌参酒

〈处　　方〉手掌参15g・党参15g・黄精30g・白酒500ml

〈制　　法〉将前3味切碎，置容器中，加入白酒，密封，浸泡30天后即可取用。

〈功能主治〉益气，壮阳，安神。用于身体虚弱、神经衰弱、阳痿、久泻。

〈用法用量〉口服：每次服10～20ml，日服2次。

〈处方来源〉《陕甘宁青中草药选》

白人参酒

〈处　　方〉白人参30g・白酒500ml

〈制　　法〉将上药切片置容器中，加入白酒，密封，每日振摇1次，浸泡7天即可取用。

〈功能主治〉大补元气，补脾益肺，生津固脱，安神益智。用于久病气虚、食欲不振、自汗乏力、自汗口渴、神经衰弱、疲倦心悸、阳痿等症。

〈用法用量〉口服：每次服10ml，日服2次。

〈处方来源〉《药酒汇编》

〈附　　记〉验之临床，连服效佳。

安神酒Ⅱ

〈处　　方〉黄精125g・肉苁蓉125g・50°白酒2L

〈制　　法〉将前2味捣碎或切成薄片，置容器中，加入白酒，按冷浸法制成药酒1L。

〈功能主治〉壮阳补肾。用于神经衰弱。

〔用法用量〕口服：每次服5～10ml，日服3次。

〔处方来源〕《中药制剂汇编》

合欢皮酒

〔处　方〕合欢皮100g • 黄酒500ml

〔制　法〕将上药切碎，置容器中，加入黄酒，密封，每日振摇1次，浸泡14天后，过滤去渣，即成。

〔功能主治〕安神健脑，止痛消肿。用于神经衰弱、失眠头痛、跌打损伤、伤口痛等。

〔用法用量〕口服：每次服20ml，日服2次。

〔处方来源〕《民间百病良方》

定志酒Ⅱ

〔处　方〕远志40g • 菖蒲40g • 人参30g • 茯神20g • 柏子仁20g • 朱砂10g • 白酒1.5L

〔制　法〕先将朱砂研细末，前5味加工捣碎或切片，同入布袋。置容器中，加白酒，密封，每日振摇数次，浸泡14天后，过滤去渣，即成。或朱砂后入。

〔功能主治〕补心安神，养肝明日。用于神经衰弱、食欲不振、体倦乏力等症。

〔用法用量〕口服：每次空腹服15ml，日服2次。

〔处方来源〕《临床验方集》

〔附　记〕验之临床，每收良效。

复方丹参酊

〔处　方〕丹参30g • 合欢皮30g • 五味子30g • 白酒500ml

〔制　法〕将前3味研为粉末，置容器中，加入白酒250ml浸没药材，搅拌后盖严，浸泡14天后，过滤。药渣再加白酒250ml浸没药材，浸泡7天，过滤。两次滤液合并，静置24小时，过滤，并加蒸馏水1倍混匀。分装即得。

〔功能主治〕养血安神。用于神经衰弱。

〔用法用量〕口服：每次服5～10ml，日服1～3次。

〔处方来源〕《北京市中草药制剂选编》

缬草酒

〔处　　方〕缬草50g•五味子50g•白酒500ml

〔制　　法〕将前2味捣碎，置容器中。加入白酒密封，浸泡10天后，过滤去渣，即成。

〔功能主治〕安神理气。用于神经衰弱、失眠多梦等。

〔用法用量〕口服：每次服5～10ml，日服3次。

〔处方来源〕《药酒汇编》，《陕甘宁青中草药选》

〔附　　记〕本方去五味子，白酒250ml，余同上。治神经衰弱、心悸，效佳。

第四节
失眠用药酒

人参三七酒

〔处　　方〕人参2g•三七6g•川芎6g•当归20g•黄芪20g•五加皮12g•白术12g•甘草4g•五味子8g•茯苓8g•白酒1L

〔制　　法〕将前10味捣碎或切成薄片。置容器中，加入白酒，密封，浸泡15天后，过滤去渣，即成。

〔功能主治〕补益气血，养心安神。用于劳倦过度、久病虚弱、失眠多梦、食欲不振、倦怠乏力等症。

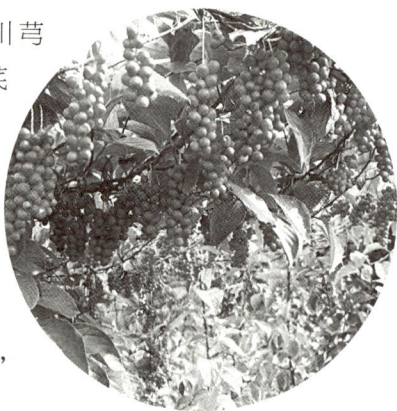

〔用法用量〕口服：每次服20ml，日服2次。

〔处方来源〕《药酒汇编》

人参远志酒

〔处　方〕人参16g • 当归10g • 远志6g • 桂圆肉8g • 酸枣仁4g • 冰糖20g • 白酒600ml

〔制　法〕将前5味捣碎或切成薄片，入布袋，置容器中，加入白酒，密封，浸泡14天后，过滤去渣即成。

〔功能主治〕补气血，安心神。用于倦怠乏力、面色不华、食欲不振、惊悸不安、失眠健忘、虚烦头晕等症。

〔用法用量〕口服：每次服10～15ml，日服2次。

〔处方来源〕《药酒汇编》

万寿药酒 II

〔处　方〕红枣60g • 当归6g • 川郁金13g • 石菖蒲13g • 五加皮13g • 陈皮13g • 麦门冬13g • 牛膝13g • 红花1.5g • 白酒700ml

〔制　法〕将前9味切碎，入布袋，置容器中，加入白酒，密封，隔水煮2小时，取出待冷后，埋入地下5天以去火毒。过滤去渣，即成。或将以上各药切片，加入白酒密封浸泡7天即可。

〔功能主治〕补脾胃，益气血，安心神。用于体质虚弱、劳倦过度、形体消瘦、健忘失眠、食欲不振等症。

〔用法用量〕口服：每次服20ml，日服2次。

〔处方来源〕《药酒汇编》

山药茱萸酒

〔处　方〕怀山药100g • 山茱萸30g • 五味子10g • 人参10g • 白酒1L

〔制　法〕将前4味捣碎或切成薄片，置容器中，加入白酒，密封，浸泡15日后，过滤去渣，即成。

〔功能主治〕益精髓，健脾胃。用于体质虚弱、头晕目眩、心悸怔忡、失眠多梦、遗精、早泄、盗汗等症。

〔用法用量〕口服：每次服15～20ml，日服2次。

〔处方来源〕《药酒汇编》

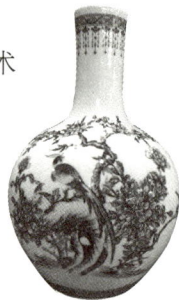

地黄酒V

〔处　方〕熟地黄240g • 枸杞子120g • 何首乌120g • 薏苡仁120g • 当归90g • 白檀香9g（或沉香末3g）• 龙眼肉90g • 白酒10L

〔制　法〕将前7味捣碎或切成薄片，入布袋，置容器中，加入白酒，密封浸泡10天后，过滤去渣，即成。

〔功能主治〕滋阴养血，理气安神。用于失眠症。其表现是经常性的睡眠困难，该入睡时难以入睡，或睡中易醒，醒后无清晰感、精神不振。有的甚至通宵不能入睡。

〔用法用量〕口服：每晚临睡前温服30ml，不宜多饮。

〔处方来源〕清·《惠直堂经验方》

百益长寿酒

〔处　方〕党参9g • 生地9g • 茯苓9g • 白芍6g • 白术6g • 红曲6g • 当归6g • 川芎3g • 木樨花25g • 桂圆肉12g • 冰糖75g • 白酒1L

〔制　法〕将前10味研成粗末或切成薄片，入布袋，置容器中，加入白酒，密封，浸泡6天后，过滤去渣，加入冰糖，溶解后，即可取用。

〔功能主治〕益气健脾，补血养心。用于心脾两虚、气血不足之乏力少气、食少脘满、失眠、面色不华、气虚血弱等症。

〔用法用量〕口服：每次服15～30ml，日服3次，或不拘时，随量饮用。

〔处方来源〕《药酒汇编》

壮身酒

〈处　　方〉黄精50g • 何首乌25g • 枸杞子25g • 酸枣仁25g • 白酒1L

〈制　　法〉将前4味切成薄片，置容器中，加入白酒，密封，浸泡60天后，过滤去渣，即成。

〈功能主治〉补肝肾，健脾胃，养阴血，理虚损。用于头晕失眠、食欲不振、腰膝酸痛、体衰乏力等症。

〈用法用量〉口服：每次服25ml，日服2次。

〈处方来源〉《药酒汇编》

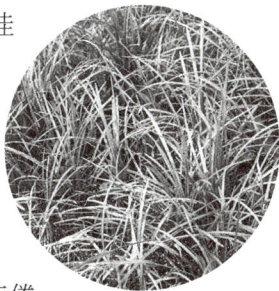

补心酒Ⅲ

〈处　　方〉麦冬30g • 生地20g • 柏子仁15g • 桂圆肉15g • 当归15g • 白茯苓15g • 白酒1L

〈制　　法〉将前6味切碎，入布袋，置容器中，加入白酒，密封，浸泡7天后，过滤去渣，即成。

〈功能主治〉滋阴安神。用于心悸失眠、精神疲倦等症。

〈用法用量〉口服：每次服10～15ml，日服2次。

〈处方来源〉《药酒汇编》

鸡睾桂圆酒

〈处　　方〉鸡睾丸2副 • 桂圆肉100g • 白酒500ml

〈制　　法〉先将鸡睾丸蒸热后剖开，晾干。与桂圆肉同置容器中，加入白酒，密封，浸泡90天后，过滤去渣，即成。残渣另食用。

〈功能主治〉温补肾阳，养心安神。用于阳虚畏寒、腰膝酸软、肢体冷痛、失眠等症。

〈用法用量〉口服每次服10～15ml，日服2次。

〈处方来源〉《民间百病良方》

枸杞药酒 I

〔处　方〕枸杞子250g • 熟地黄50g • 黄精（蒸）50g • 百合25g • 制远志25g • 白酒5L • 白糖500g

〔制　法〕将前5味研成粗末或切成薄片，入布袋，置容器中，加入白酒，加盖隔水蒸至沸腾，倾入缸中，密封，浸泡30~40天后，每日搅拌1次。至时取出药袋. 再将布袋压榨取汁入缸，加入白糖，搅拌，静置数日，过滤去渣，即成。

〔功能主治〕滋肾益肝。用于肝肾不足、失眠、虚劳羸瘦、腰膝酸软等症。

〔用法用量〕口服：每次服10~15ml，日服2次。

〔处方来源〕《药酒汇编》

〔附　记〕又方取枸杞子120g，白酒1L，密封浸泡7~15天后即成。用治肝肾精亏所致的失眠多梦、眩晕、腰膝酸软、舌红少津及目疾、迎风流泪、遗精、早衰等症。余同上，效佳。

养心安神酒

〔处　方〕枸杞子45g • 酸枣仁30g • 五味子25g • 香橼20g • 制何首乌18g • 红枣15枚 • 白酒1L

〔制　法〕将前6味粗碎，入布袋，置容器中，加入白酒，密封，浸泡7天后。过滤去渣，即成。

〔功能主治〕养心和血，养肝安神。用于失眠多梦、头晕目眩。

〔用法用量〕口服：每晚临睡前服20~30ml。

〔处方来源〕《药酒汇编》

养血安神酒

〔处　方〕丹参50g • 酸枣仁50g • 五味子30g • 白酒1L

〔制　法〕将前3味捣碎或切成薄片，置容器中，加入白酒，密封，浸泡7天后，过滤去渣，即成。

〔功能主治〕养血安神。用于失眠、多梦、心悸等症。

〔用法用量〕口服：每次服10~20ml，日服2次。

〔处方来源〕临床经验方

养神酒Ⅱ

〔处　　方〕桂圆肉120g • 熟地黄45g • 枸杞子30g • 白茯苓30g • 怀山药30g • 莲子肉30g • 当归身30g • 五味子15g • 酸枣仁15g • 薏苡仁15g • 续断15g • 麦冬15g • 木香8g • 大茴香8g • 丁香8g • 白酒5L

〔制　　法〕将前15味研细末或切片，同入布袋，置容器中，加入白酒，密封，隔水加热至药材浸透，取出，浸泡7天后，过滤去渣，即成。

〔功能主治〕补益心脾。用于心悸失眠、神志不安、气怯血弱等。

〔用法用量〕口服：每次服15~20ml，日服2次。

〔处方来源〕《药酒汇编》

桑椹桂圆酒

〔处　　方〕桑椹20g • 桂圆肉20g • 莲子肉15g • 白酒500ml

〔制　　法〕将上药置容器中，加入白酒，密封，浸泡7天后即可取用。

〔功能主治〕滋阴养血安神。用于心悸失眠、体弱少力、耳聋目眩等症。

〔用法用量〕口服：每次服20ml，日服3次。

❗ **注意事项：凡大便稀塘者忌服。**

〔处方来源〕临床经验方

菊花首乌酒

〔处　　方〕甘菊花200g • 制何首乌100g • 当归50g • 枸杞子50g • 大米300g • 酒曲12g

〔制　　法〕将前4味药置入锅中，加足量水煎汁，用纱布过滤取汁待用。再将大米煮半熟沥干，和药汁混匀蒸熟，再拌酒曲适量，装入瓷缸中，四周用棉花或稻壳保温发酵，直到发出甜味，酒熟去渣，取用。
或将前四味药切片加入10倍量白酒密封浸泡7天即可。

〔功能主治〕养肝肾，益精血，抗早衰。用于肝肾不足所致的头晕失眠、目视眼花、须发早白、腰膝酸软等症。

〔用法用量〕口服：每次20ml，每日早、晚饭时服用。

〔处方来源〕 《大众药膳》

第五节
烦躁忧郁用药酒

三味地黄酒

〔处　　方〕生地黄（切）100g • 大豆（炒）200g • 牛蒡根（切）100g • 白酒2L
〔制　　法〕上3味，共置于瓶中，用白酒浸5日后开取，去渣备用。
〔功能主治〕补肾阴，祛风安神。用于肾虚心烦、关节疼痛。
〔用法用量〕口服：不拘时，随量饮之。

〔处方来源〕 《药酒验方选》

五加皮酒III

〔处　　方〕五加皮30g • 枳壳（炒）20g • 猪椒根皮30g • 丹砂20g • 桂心（去粗皮）30g • 当归（焙、切）30g • 甘草（炙）40g • 天雄（炮去皮脐）40g • 秦艽（去粗皮，炒）40g • 白鲜皮40g • 木通（剉）40g • 川芎50g • 干姜（炮）50g • 薏苡仁60g • 火麻仁30g • 清酒5L
〔制　　法〕以上药物切成薄片，如麻豆大，以夹绢袋盛贮，清酒渍之。浸泡7日即成。
〔功能主治〕镇心安神，温中理气。用于治筋痹多悲思、颜色苍白、四肢不敛、诸筋挛急、伸动缩急、腹中转痛。
〔用法用量〕口服：每次50ml，每日2次。初次服50ml，后稍加至

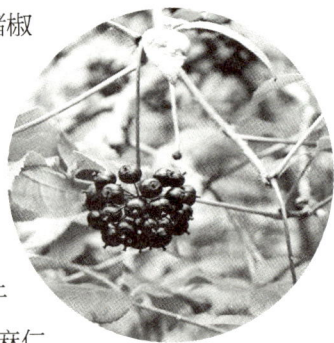

100ml，以知为度。

〈处方来源〉 唐·《千金要方》，《历代名医良方注释》

五加安神酒

〈处　　方〉 五加皮20g•枸杞皮20g•干地黄50g•丹参50g•石膏60g•杜仲60g•干姜10g•附子20g•清酒1L

〈制　　法〉 上药切碎或切成薄片，以清酒浸渍2天，滤渣备用。

〈功能主治〉 补肾填精，清热养心。用于治内虚，坐不安席，好动，主脾病寒气所伤。

〈用法用量〉 口服：每次30ml，日服2次。

〈处方来源〉 唐·《千金要方》

牛蒡松节酒

〈处　　方〉 肥松节120g•生地30g•肉桂10g•丹参30g•萆薢20g•火麻仁120g•牛膝30g•生牛蒡根30g•白酒5L

〈制　　法〉 上8味，捣碎细，置于净器中，用白酒浸之，密封，经5日后开取，去渣备用。

〈功能主治〉 清热利湿。用于心神烦闷、足胫肿满、身重乏力。

〈用法用量〉 口服：每次饭前温服50ml，每日3次。

〈处方来源〉 宋·《太平圣惠方》

竹叶酒I

〈处　　方〉 淡竹叶30g•白酒1L

〈制　　法〉 将淡竹叶洗净，剪成2cm长的节，放入纱布袋内，扎紧袋口。白酒、纱布药袋入酒瓶中内，盖好盖，封口，浸泡3日即成。

〈功能主治〉 祛风热，畅心神。用于风湿热痹、关节热痛、心烦、尿黄赤等。

〈用法用量〉 口服：每次服50ml，日服2次。

〈处方来源〉 《中国药膳》

莎根酒

〔处　　方〕莎根500g • 白酒5L

〔制　　法〕莎根切碎，熬香，袋盛浸酒。春三月浸1日即可服，冬十月后浸7日，近暖处乃佳。

〔功能主治〕清心除烦。用于治心中烦热、胁下气郁、常忧不乐。

〔用法用量〕口服：每次30ml，日服3～4次。

〔处方来源〕晋·《肘后方》，明·《本草纲目》

第六节
痿症用药酒

当归酒Ⅲ

〔处　　方〕当归100g • 鸡血藤50g • 川红花5g • 白酒1L

〔制　　法〕将前2味切碎，与红花同置容器中，加入白酒，密封，浸泡10～14天后，过滤去渣，即成。

〔功能主治〕活血通络。用于筋骨痿弱、疼痛及妇女月经不调。

〔用法用量〕口服：每次服15～25ml，日服2次，

〔处方来源〕临床经验方

杜仲独活酒

〔处　　方〕制杜仲50g • 仙灵脾20g • 独活15g • 怀牛膝15g • 制附子15g • 白酒1L

〔制　　法〕将前5味捣成粉末或切成薄片，入布袋，置容器中，加入白酒，密封，每日振摇数下，浸泡14天后，过滤去渣，即成。

〔功能主治〕温补肝肾，强壮筋骨，祛风除湿。用于足膝无力、筋骨疲软、腰腹冷痛以及周身骨节疼痛。

〔用法用量〕口服：每次服10～20ml，日服3次。

〔处方来源〕《药酒汇编》

枸杞根酒

〔处　　方〕枸杞根250g•白酒1L

〔制　　法〕将上药切碎或切成薄片，入布袋，置容器中，加入白酒，密封，浸泡7天后，过滤去渣，即成。

〔功能主治〕舒筋柔肝。用于脚膝瘦弱、体内久积风毒、肩膊胸背疼痛、妇女产后头晕目眩。

〔用法用量〕口服：不拘时，每次温服15ml，渐加至20ml。酒尽后再添酒，味薄即止。

〔处方来源〕《百病中医药酒疗法》

秦艽酒Ⅲ

〔处　　方〕秦艽90g•牛膝90g•制附子90g•桂心90g•五加皮90g•天门冬90g•巴戟天60g•杜仲60g•石楠60g•细辛60g•薏苡仁30g•白酒8L

〔制　　法〕将前11味捣碎或切成薄片，置容器中，加入白酒，密封，浸泡7日后，过滤去渣，即成。

〔功能主治〕祛风除湿，温补肝肾，强壮筋骨。用于四肢风、手臂不收、腰腿痛弱，或有拘急挛缩、屈指偏枯、萎臂不仁、顽痹者悉主之。

〔用法用量〕口服：每次温服30，渐加至50~60ml，日3夜1服，常令酒气相续，勿醉。

〔处方来源〕唐•《备急千金要方》

海桐皮酒Ⅳ

〔处　　方〕海桐皮60g•牛膝60g•五加皮60g•独活60g•防风60g•杜仲（炒）60g•枳壳60g•生地黄75g•白术30g•薏苡仁30g•白酒5L

〔制　　法〕将前10味细切，入布袋，置容器中，加入白酒，密封，浸泡7~14天后，过滤去渣，即成。

〔功能主治〕祛风除湿，补肾壮骨。用于湿痹、手足痿软、筋脉挛急、肢节痛无力、不能行走。

〔用法用量〕口服：每次服10ml，日3夜1服，常令酒气熏熏，百日步履如故。

处方来源　明·《普济方》

黄芪酒Ⅲ

〔处　　方〕黄芪90g•乌头90g•附子90g•干姜90g•秦艽90g•蜀椒90g•川芎90g•独活90g•白术90g•牛膝90g•肉苁蓉90g•细辛90g•甘草90g•葛根75g•当归75g•石菖蒲75g•山茱萸60g•桂心60g•钟乳60g•柏子仁60g•天雄60g•石斛60g•防风60g•大黄30g•石楠30g•白酒20L

〔制　　法〕将前25味切片，置容器中，加入白酒，密封，浸泡7～10天后，过滤去渣，即成。

〔功能主治〕祛风湿，补肝肾，和血脉，壮筋骨。用于风虚脚疼、疲弱气闷、不能收摄。

〔用法用量〕口服：每次初服10ml，渐加至50ml，日服3次。

处方来源　唐·《备急千金要方》

菖蒲酒Ⅰ

〔处　　方〕石菖蒲100g•制杜仲30g•牛膝20g•白酒1.5L

〔制　　法〕将前3味切碎，置容器中，加入白酒，密封，浸泡7天后，过滤去渣，即成。

〔功能主治〕通血脉，调营卫，壮筋骨。用于三十六风十二痹、骨痿。

〔用法用量〕口服：每次温服10～20ml，日服3次。其药渣，晒干研细末，每用酒送服3g尤妙。

处方来源　临床经验方

〔附　　记〕《本草纲目》治此症用一味菖蒲浸酒服之。后世据此化裁使用，录供参考：①石菖蒲50g、白酒500ml。浸泡7日后即可取用。每服20～30ml，日服2～3次。余同上。②菖蒲1000g、酒曲适量。将菖蒲入锅内加水5L煎至3500ml，出锅待冷，投酒曲（压细）入汁内搅匀，入坛内密封，保温，令发酵，10日后可服用。每服20～30ml，日服2～3次。亦可视酒量酌饮。

第七节
胁痛用药酒

良附酒

〔处　方〕高良姜50g（寒凝者倍量）• 制香附50g（气滞者倍量）• 延胡索20g • 白酒1L

〔制　法〕将前3味切碎，置容器中，加入白酒，密封，浸泡7天后，过滤去渣，即成。

〔功能主治〕散寒，理气，止痛。用于胁痛，兼治胃脘痛。

〔用法用量〕口服：每次服10～20ml，日服2次。

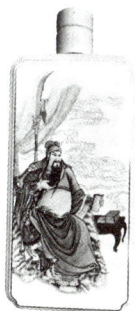

〔处方来源〕临床经验方

吴萸桃仁酒

〔处　方〕吴茱萸9g • 桃仁9g • 葱白3根 • 白酒80ml

〔制　法〕将吴茱萸炒焦，桃仁去皮尖，共研细末，葱白煨热，白酒煎5～10分钟，去渣，即成。

〔功能主治〕温通血脉。用于肝脾不和、胁肋疼痛难忍等。

〔用法用量〕口服：每日1剂，分2次温服。

〔处方来源〕《药酒汇编》

佛手露酒 II

〔处　方〕佛手120g • 五加皮30g • 青皮12g • 木瓜12g • 小山栀15g • 广陈皮15g • 高良姜9g • 砂仁9g • 肉桂9g • 当归18g • 木香6g • 公丁香6g • 白酒2.5L • 冰糖150g

〔制　法〕将前12味捣碎或切片，入布袋，置容器中，加入白酒，密封，用文火加热30分钟，过滤去渣，加入冰糖，待溶化后，贮瓶备用。

〈功能主治〉疏肝理气，和脾温胃。用于肝郁气滞、脾胃不和、胸胁满闷心烦、气逆欲呕、食欲不振、胃脘胀痛等症。

〈用法用量〉口服：每次服20～30ml，每日3次。

❗ **注意事项：孕妇忌服。**

处方来源 《全国中药成药处方集》

香附归芍酒

〈处　方〉制香附30g • 当归15g • 赤芍9g • 川红花9g • 川芎6g • 炙甘草6g • 柴胡6g • 低度白酒500ml（或黄酒500ml）

〈制　法〉将前7味切碎，置容器中，加入白酒，密封浸泡7天后，过滤去渣，即成。或隔水煮沸后，静置1宿后即可。

〈功能主治〉活血化瘀，理气止痛。用于胁痛，兼治胸胁痛。

〈用法用量〉口服：每次服15～30ml（黄酒倍量），日服2次。

处方来源 临床经验方

〈附　记〉胸胁痛加枳壳9g。

第八节
癔症用药酒

复方缬草酊Ⅰ

〈处　方〉缬草根200g • 全蝎15g • 蜈蚣15g • 52°白酒2L

〈制　法〉将前3味捣碎或切段，用白酒作溶媒，按渗滤法，以每分钟1～3ml的速度缓缓渗滤，至滤液渗出量达900ml时即停止渗滤，压榨药渣，与滤液合并，滤过，并添加白酒至1L，贮瓶备用。

〈功能主治〉镇静，熄风，止痉。用于癔症、神经衰弱、癫痫及舞蹈病等。

〔用法用量〕口服：每次服5～10ml，日服2～3次。

〔处方来源〕临床经验方

复方缬草酊Ⅱ

〔处　方〕缬草根200g • 五味子50g • 白酒1.5L

〔制　法〕将前2味捣为粗粉，置有盖容器内，加入白酒适量，加盖，时时振摇，浸渍3日，倾出上清液，用布袋过滤，压榨残渣，合并滤液与压榨液，放置24小时，添加白酒至1L，即得。

〔功能主治〕镇静，安神。用于癔症、神经衰弱。

〔用法用量〕口服：每次服10ml，日服3次。

〔处方来源〕《中药制剂汇编》

第七章
新陈代谢疾病用药酒

第一节
脚气用药酒

十味侧子酒

〔处　　方〕侧子（去皮脐炮裂）50g • 五加皮（炙，剉）50g • 丹参50g • 续断50g • 牛膝（切焙）50g • 白术50g • 生姜（切焙）50g • 桑根白皮（炙，剉）50g • 细辛（去苗叶）40g • 桂枝（去粗皮）40g • 白酒5L

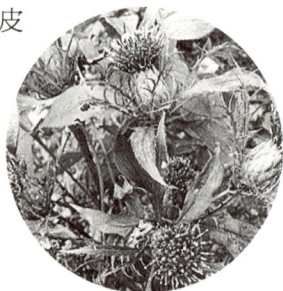

〔制　　法〕上10味，细切如麻豆大，或切成薄片，用生绢袋盛，放入净瓷瓮中，用无灰酒浸，密封，春夏5日，秋冬7日。

〔功能主治〕祛风除湿，养血。用于脚气。

〔用法用量〕口服：每次空腹50～100ml，日服3次。

> ❗ **注意事项：忌猪肉、冷水、桃李、雀肉、生葱生菜。**

处方来源　唐·《外台秘要》

大金牙酒

〔处　　方〕金牙120g • 侧子30g • 制附子30g • 天雄30g • 人参30g • 苁蓉30g • 茯苓50g • 当归50g • 防风50g • 黄芪50g • 薯蓣50g • 细辛30g • 桂心30g • 萆薢50g • 葳蕤50g • 白芷50g • 桔梗50g • 黄芩40g • 远志30g • 牡荆子50g • 川芎50g • 地骨皮30g • 五加皮50g • 杜仲50g • 厚朴30g • 枳实30g • 白术50g • 独活50g • 茵陈50g • 石楠50g • 狗脊50g • 牛膝50g • 丹参50g • 磁石80g • 薏苡仁100g • 麦门冬100g • 生石斛80g • 蒴藋50g • 生地黄（切）100g • 白酒20L

〔制　　法〕上药切片，用白酒密封浸泡7日，即可。

〔功能主治〕扶正祛毒。用于治瘴疠毒气中人、风冷湿痹、口面歪斜、半身不遂、手足拘挛、历节肿痛，甚者小腹不仁，名曰脚气。

〈用法用量〉口服：每次温服50ml，日服4~5次，晚服1次。

〈处方来源〉唐·《千金要方》。

乌药酒I

〈处　方〉土乌药（即矮樟树根）50g • 白酒500ml

〈制　法〉取土乌药如萝卜者，干漉布揩净，用瓷片刮屑，收于瓷器内，以白酒浸一宿，麝香入少许尤妙。

〈功能主治〉治脚气发动，乡村无处问药，特此效。

〈用法用量〉口服：温服，一服即安。

> ❗ **注意事项：如无麝香，则多服数服后，得溏泄，病去。**

〈处方来源〉明·《普济方》

术膏酒

〈处　方〉生白术150斤，（洗净捣取汁30斤，煎取半）• 青竹30束（束别三尺围各长二尺五寸经一寸，烧取沥30斤，煎取半）• 蔓荆25束（束别三尺围各长二尺五寸经头二寸烧，取沥30斤，煎取半）• 生五加皮根36斤（净洗剉于大釜内以水400斤煎之，去渣，澄清，取汁70斤，以铜器中盛，大釜内水上煎之，取汁35斤，其煎堵药法一准五加例）• 生地黄根60斤（粗大者，捣取汁30斤，煎取半）• 桂心300g • 甘草300g • 白芷300g • 细辛300g • 防风300g • 当归300g • 麻黄300g • 川芎300g • 附子250g • 牛膝450g • 干姜500g • 五加皮500g

〈制　法〉白术等5种药，总计得汁95斤，加糯米150斤，上小麦曲8斤，曝干为末，以药汁60斤，浸面5日，待曲起第一投净淘70斤，令得三十遍，下米置净席上，以生布拭之，勿令不净，然后炊之下馈，以余药汁浸馈，调匀，再蒸之，待馈上痧生，然后下于席上，调匀，冷热，如常酿酒法，酘之瓮中，密盖，头3日然后第二投再淘米40斤，一如前法投之3日后，即加药桂心等十二味，第3投以米40斤，净淘如前法，还以余汁烧馈重蒸，待上生痂，下置席上，调冷热，如常酿法，和上件药投之，三日外，然后尝甘苦适中，密封口14日后，乃压取清酒。

〔功能主治〕治脚气弱风虚、五劳七伤、万病皆主。

〔用法用量〕一次4合，日服2次，渐渐增加，以知为度，温酒不能过热。

⚠ **注意事项：慎生冷、醋滑猪肉、鱼蒜牛肉等。**

〔处方来源〕 唐·《千金翼方》

生地黄酒Ⅰ

〔处　　方〕生干地黄100g • 杉木节50g • 牛蒡根100g • 丹参30g • 牛膝（去苗）50g • 大麻仁25g • 防风（去芦头）30g • 独活30g • 地骨皮30g • 酒3L

〔制　　法〕上药，剉，用生绢袋盛，以酒浸7日。

〔功能主治〕活血，祛风，消肿。用于脚气、肿满、烦疼少力。

〔用法用量〕口服：每次食前随性温服30～50ml。

〔处方来源〕 宋·《太平圣惠方》

白杨皮酒Ⅰ

〔处　　方〕白杨皮（白者佳，不要近塚墓者，用东南西北离地三尺者）1.5kg • 清酒10L

〔制　　法〕上药去皮细剉，熬令黄赤，以清酒放入不津器中渍之，密封头，勿令泄气，冬月二七日，春夏一七日。开取。

〔功能主治〕治风毒脚气，手足拘挛。

〔用法用量〕口服：饮量以人酒性量多少服之，每日服5～6次，常令酒力相续，以微醺为度。

〔处方来源〕 宋·《圣济总录》

苍术豉酒

〔处　　方〕豉（三蒸三曝）500g • 苍术50g • 清酒1L

〔制　　法〕以清酒浸豉于瓷瓶中，经三宿后，再将苍术捣碎加入，经4日后开取。

〔功能主治〕除湿消肿。用于风毒脚弱、麻木无力、腿脚肿胀、呕吐不食、腹痛下痢、头痛、发热。

〔用法用量〕口服：不拘时候，随意徐徐饮之，如急用可以酒煮豉饮之。

〔处方来源〕《药酒验方选》

侧子酒Ⅰ

〔处　　方〕侧子（半生火炮）30g • 独活30g • 丹参30g • 五加皮（炙）30g • 薏苡仁30g • 人参10g • 蜀椒10g • 茵陈叶10g • 金牙（碎绵裹）80g • 磁石（碎绵裹）80g • 牛膝40g • 石斛（去根节）40g • 当归（切焙）15g • 白术20g • 萆薢40g • 防风40g • 熟干地黄40g • 山茱萸（生用）40g • 白茯苓（去黑皮）40g • 细辛（去苗叶）40g • 川芎30g • 干姜（炮）30g • 天雄（炮裂去皮脐）30g • 石膏（碎）30g • 桂枝（去粗皮）30g • 清酒7L

〔制　　法〕上25味药，切细如麻豆林或切成薄片，用生绢袋盛，清酒浸，秋冬浸7日，春夏浸5日。

〔功能主治〕用于治脚气春夏盛发，入秋脚消气定，但苦脚弱无力，不能屈伸，皮肤不仁。

〔用法用量〕量酒力饮，每日服5～6次，常使酒气相续，以唇麻为度。

⚠ **注意事项：服此酒须再灸三里穴、风市穴、伏兔穴，以泄毒气。**

〔处方来源〕宋•《圣济总录》

香豉酒

〔处　　方〕豆豉500g • 白酒3L

〔制　　法〕上药以酒浸3日。

〔功能主治〕利腰脚，除湿痹，去心神烦闷。用于治脚气冲心，兼治瘴毒脚气。

〔用法用量〕口服：随性多少饮之，觉利多，即少服。

处方来源　唐·《外台秘要》，明·《普济方》

〔附　　记〕脚气冲心：也称脚气入心，血气攻心，即脚气病出现气喘水肿和其他心力衰竭症状等岭南民间常服，极效。

中医脚气是以两脚软弱乏力，脚胫肿满直，或虽不肿满，而缓弱麻木，甚至心胸惴惴惊动，进而危及生命力为特征的一种疾病，因病从脚起，故名脚气病。有湿脚气，干脚气，寒湿脚气，脚气冲心等不同类型，因其两足软弱无力而有"脚弱、软脚病"之称，又因其发病多由湿邪积聚，气血壅滞而成，故又称壅疾，包括西医所称的维生素B_1缺乏所致的脚气病。此外，还包括营养不良，多发性神经炎等。

香豉牛角酒

〔处　　方〕香豉1kg · 牛角（末之）200g · 白酒12L

〔制　　法〕上二味，先取香豉1kg，三蒸三曝干，放入2L酒中，另用一生绢袋盛，用白酒10，密闭浸泡约5天，夏日勿作，多恐坏。

〔功能主治〕利腰脚。用于防治脚气。

〔用法用量〕口服：日3服，量性增减，其犀角末散著袋外，每服常搅，令犀角味入酒中。

处方来源　唐·《外台秘要》

香豉橘皮酒

〔处　　方〕豆豉3g · 橘皮15g · 生姜20g · 葱20g · 白酒500ml

〔制　　法〕将上药细切，任意调和，先熬油令香，次下诸物熬熟，以绵裹内铛中，著酒浸。

〔功能主治〕利腰脚。用于防治脚气。

〔用法用量〕口服：任性饮之。

处方来源　唐·《外台秘要》

〈附　　记〉本方原意，宜在夏日服，以代替香豉犀角酒，因其制备方法简易，不需浸渍很长时间，可随制随饮，以防药酒变质。

第二节
糖尿病用药酒

二地菊花酒

〈处　　方〉地骨皮50g • 生地黄50g • 甘菊花50g • 糯米1.5kg • 酒曲适量

〈制　　法〉将前3味加水煎煮，取浓汁，糯米浸泡，沥干，蒸熟，待冷，入药汁，酒曲（压细）拌匀，置容器中，密封，保温，令发酵酿酒。去渣，即成。

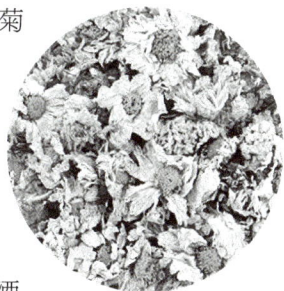

〈功能主治〉滋阴补血，清热明目，延年益寿。用于消渴、身体虚弱、视物不明等。

〈用法用量〉口服：每次适20ml，日服3次。

❗ 注意事项：畏寒肢冷、下利水肿者忌服。

处方来源　《药酒汇编》

二参酒

〈处　　方〉生黄芪30g • 生地黄30g • 元参30g • 丹参30g • 葛根15g • 苍术15g • 天花粉20g • 山茱萸20g • 低度白酒1L

〈制　　法〉将前8味捣碎或切成薄片，置容器中，加入白酒，密封，浸泡7天后，过滤去渣，即成。

〈功　　用〉益气，养阴，活血。用于糖尿病（气阴两虚型）。

〔用　　法〕口服：每次服15~30ml，日服3次。

处方来源 临床经验方

〔附　　记〕临床应用，可随证加减。本方若作汤剂辅助治疗之用，效果尤佳。

石斛参地酒

〔处　　方〕川石斛30g • 天花粉30g • 麦冬24g • 生地黄50g • 元参50g • 生山药60g • 黄芪60g • 苍术20g • 葛根20g • 盐知母15g • 盐黄柏15g • 低度白酒4L

〔制　　法〕将前11味捣碎或切成薄片，置容器中，加入白酒，密封，浸泡5~7日后，过滤去渣，即成。

〔功能主治〕滋阴清热，生津润燥。用于糖尿病（燥热伤阴型）。

〔用法用量〕口服：用时按1∶1渗入蜂蜜糖水混匀。每次服30~60ml，日服2~3次。

处方来源 临床经验方

〔附　　记〕用治气阴两虚型糖尿病，亦有一定效果。

春寿酒Ⅱ

〔处　　方〕天门冬10g • 麦门冬10g • 熟地黄10g • 生地黄10g • 怀山药10g • 莲子（去心）10g • 红枣10g • 白酒500ml

〔制　　法〕将前7味捣碎或切成薄片，置容器中，加入白酒，密封，浸泡15天后，过滤去渣，即成。

〔功能主治〕滋肾养心，健脾和胃，安神志，乌须发。用于精神萎靡、消渴、便秘、头昏目眩、健忘失眠、食欲不振、潮热盗汗、须发早白等。

〔用法用量〕口服：每次服30ml，日服2次。

❗ 注意事项：凡阳虚内寒者忌服。

处方来源 《药酒汇编》

枸杞酒Ⅲ

〔处　方〕枸杞子125g • 甘菊花10g • 麦冬25g • 糯米2kg • 酒曲适量

〔制　法〕将前3味同煮至烂，加入糯米和酒曲，按常法酿酒。酒熟去糟即成。

〔功能主治〕补肾益精，养肝明目。用于肾虚消渴、视物模糊、阳痿遗精、腰背疼痛、足膝酸软、肺燥咳嗽等症。

〔用法用量〕口服：每次饭前服20ml，日服2次。

〔处方来源〕《药酒汇编》

脂枣酒

〔处　方〕红枣250g • 羊脂25g • 糯米酒1.5L

〔制　法〕先将红枣洗净，煮软后去水，加入羊脂和糯米酒，煮沸后，待冷，置容器中，密封，浸泡5天后去渣即成。

〔功能主治〕补虚健脾。用于消渴、久病体虚、食欲不振等。

〔用法用量〕口服：每次服15ml，日服2次。

〔处方来源〕《民间百病良方》

菟丝子酒Ⅰ

〔处　方〕菟丝子50g • 山萸肉50g • 芡实30g • 低度白酒500ml

〔制　法〕将前3味捣碎或切成薄片，置容器中，加入白酒，密封，浸泡5~10天后，过滤去渣，即成。

〔功能主治〕补肾，养肝，固精。用于腰膝酸痛、遗精、消渴、尿有余流等。

〔用法用量〕口服：每次服15~30ml，日服3次。

〔处方来源〕程功文经验方

〔附　记〕又用一味菟丝子浸酒服之，效果亦佳。

第八章 传染性疾病用药酒

第一节
霍乱用药酒

回阳救急酒

〈处　方〉公丁香30g・肉桂30g・樟脑30g・三花酒500ml

〈制　法〉将前3味压碎或切成薄片，入布袋，置瓷坛内，加入三花酒，密封，浸泡1个月。瓶贮备用。

〈功能主治〉回阳救急。用于阴寒霍乱。

〈用法用量〉口服：每次用10～20滴，滴舌面，先含后咽，或以冷白开水冲服。因吐泻不上而转筋者，可用此药酒外搽患处。

〈处方来源〉《中医杂志》

〈附　记〉如患者身热，泻下物臭秽难闻，口渴、心烦、腹中绞痛、舌苔黄腻，则属热霍乱，此酒即不适用；有里急后重者，也不可服此药酒。

姜附酒Ⅱ

〈处　方〉高良姜90g・制附子40g・白酒500ml

〈制　法〉将前2味捣碎，入砂锅中，加入白酒，煎至三四沸即可。去渣即成。

〈功能主治〉温中逐寒。用于霍乱吐利不止，亦治腹痛气恶。

〈用法用量〉口服：不拘时，每次服10～20ml，常令酒气相续为妙。

〈处方来源〉临床经验方

〈附　记〉《外台秘要》《普济方》均用一味高良姜浸酒，余同上。今加附子，药力尤宏，用之效捷。

理中酒

〈处　方〉人参15g・炙甘草15g・炮姜15g・白术15g・白酒300ml・吐多加生姜15g・利多倍白术

〈制　法〉将前4味切碎，置容器中，加入白酒，密封，浸泡7天后，过滤去渣，即成。

〈功能主治〉温中逐寒。用于寒霍乱、吐下、胀满、食不消、心腹痛。

〈用法用量〉口服：每次服10～30ml，日服3次。常令酒气相续为妙。

〈处方来源〉东汉·《伤寒论》

〈附　　记〉本方系《伤寒论》理中汤。今改用酒剂，效果尤佳。

第二节
痢疾（滞下）用药酒

马齿苋酒Ⅱ

〈处　　方〉干马齿苋50g・黄酒250ml

〈制　　法〉用黄酒煎服，去渣即成。

〈功能主治〉清热解毒，化瘀止痢。用于久痢、久泻。

〈用法用量〉口服：每次服50ml，日服3次。

〈处方来源〉《民间百病良方》

双炭酒

〈处　　方〉金银花炭12g・熟大黄炭6g・板蓝根30g・赤芍18g・鸡内金（研冲）18g・白术12g・黄芩12g・连翘12g・陈皮6g・黄酒100ml

〈制　　法〉将前8味（除鸡内金外）捣或切成薄片碎，水煎2次，共取汁600ml，再浓缩至半，加入黄酒和鸡内金粉，混匀，备用。

〈功能主治〉清热解毒，化湿导滞。用于噤口疫痢。

〈用法用量〉口服：每次服60～80ml，日服3次。

〈处方来源〉《临床验方集》

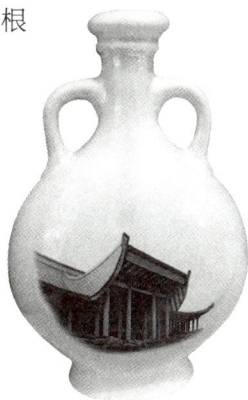

生姜芍药酒

〈处　　方〉生姜30g • 炒白芍15g • 黄酒70ml

〈制　　法〉将前2味切碎，入砂锅，用黄酒煮沸1分钟，去渣，候温取用。

〈功能主治〉温通气血。用于下痢不止、腹痛转筋难忍者等。

〈用法用量〉口服：每日1剂，1次顿服。

〔处方来源〕《民间百病良方》

鸡冠花酒

〈处　　方〉鸡冠花50g • 黄酒300ml

〈制　　法〉上药用黄酒煎服。赤痢加红糖，白痢加白糖。

〈功能主治〉清热，利湿，止痢。用于赤白痢、久痢。

〈用法用量〉口服：每日1剂，分2次服。

〔处方来源〕《民间百病良方》

复方香连酒

〈处　　方〉黄连15g • 木香20g • 莱菔子18g • 焦山楂24g • 金银花60g • 焦曲10g • 黄酒500ml

〈制　　法〉将前6味捣碎，置容器中，加入黄酒，加盖，用文火煮沸，离火待冷，密封，浸泡1~3日，过滤去渣，备用。或煎至减半即可。

〈功能主治〉清热，导滞，止痢。用于细菌性痢疾（赤白痢）。

〈用法用量〉口服：每日1剂，分2~3次服。小儿分3天服。

〔处方来源〕《药酒汇编》

活血导滞酒

〈处　　方〉炒杭白芍30g • 炒当归18g • 大腹皮18g • 三棱10g • 莪术10g • 川厚朴10g • 黄连10g • 焦山楂20g • 焦曲20g • 桃仁20g • 红花12g • 木香5g • 白酒2L

〈制　　法〉将前12味捣碎或切成薄片，置容器中，加入白酒，密封，浸泡7天后，过滤去渣即成。

〈功能主治〉活血化瘀，宣导积滞。用于休息痢。

〔用法用量〕口服：每次服15～30ml，日服2次。

〔处方来源〕《临床验方集》

〔附　　记〕验之临床，坚持服用，每收良效。本方剂量减半，水煎服，每日1剂，效果亦佳。

姜附酒Ⅲ

〔处　　方〕干姜60g • 制附子40g • 吴茱萸30g • 白酒400ml

〔制　　法〕将前3味捣碎或切片，置容器中，加入白酒，密封，浸泡5～7天后，过滤去渣，即成。或隔水煮沸，浸泡1宿即可。

〔功能主治〕温中散寒，回阳通脉，温肺化饮。用于心腹冷痛、呃逆、呕吐、痢疾、寒饮喘咳、肢冷汗出等症。

〔用法用量〕口服：每次食前温服10～20ml，日服3次。

⚠️ **注意事项：凡阴虚内热、火热腹痛者及孕妇忌服。**

〔处方来源〕《中国药酒配方大全》

〔附　　记〕多年使用，凡寒邪所致上述各症，用之均有良效。

猪胰酒

〔处　　方〕猪胰1具 • 青蒿叶50g • 肉桂末30g • 白酒1L

〔制　　法〕将猪胰洗净，细切，与青蒿叶相合，微炒，待用；再将白酒置容器中，加温，趁热加入前3味药，密封，浸泡1～2宿，过滤去渣，即成。

〔功能主治〕补脾，温中，散寒，止痢。用于冷痢久不瘥，此是脾气不足、暴寒（冷）入脾，故舌上生疮、饮食无味、食入还吐、小腹雷鸣、时时心闷、皮下粟起、膝胫酸疼、两耳绝声、四肢沉重、日渐瘦劣，或成气块及妇人气血不通、冲逆扰烦、行履无力、四肢不举；丈夫痃痛、两肋虚胀变为水气，服之皆效。

〔用法用量〕口服：每次空腹服10ml，日服3次。

！注意事项： 忌食辛热物、油腻等食物。

处方来源 明·《奇效良方》

楂糖酒

〈处　　方〉山楂60g • 红糖60g • 白酒500ml

〈制　　法〉将山楂捣碎或切成薄片，用文火炒至略焦，离火，加入白酒搅拌，再加水200ml，煎15分钟，过滤去渣，加红糖，拌和即可。

〈功能主治〉消滞，散寒，止痢。用于急性细菌性痢疾。

〈用法用量〉口服：每日1剂，分2次温服。

处方来源 《民间百病良方》

第三节
麻风病用药酒

疗白癞酒

〈处　　方〉苦参2.5kg • 白酒5L

〈制　　法〉将上药切碎，置容器中，加入白酒，密封，浸泡5~7日，过滤去渣，即成。

〈功能主治〉清热利湿，杀虫止痒。用于白癞。

〈用法用量〉口服：徐徐饮之，常令酒气相续。

处方来源 晋·《肘后备急方》

〈附　　记〉药渣添酒再浸，或晒干研细末，每服5g，随酒送服。

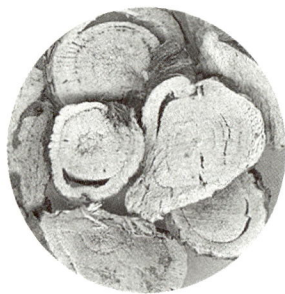

苦参猬皮酒

〈处　　方〉苦参128g • 露蜂房15g • 刺猬皮1具 • 糯米1~2kg • 酒曲适量

〈制　　法〉上药水煎2次，取汁1L，待用，糯米浸泡，沥干，蒸饭，待冷，入药汁，酒曲（压细）拌匀，置容器内，盖好，保温，如常法酿酒。待酒熟，过滤去渣，即成。

〔功能主治〕燥湿解毒，凉血消肿。用于遍身白点，搔之屑落，或痒或痛，色白渐展，其状似麻风之象。

〔用法用量〕口服：每次服15～30ml，日服3次。

（处方来源）宋·《圣济总录》

〔附　　记〕《太平圣惠方》蜂房苦参酒，即本方去猥皮，余同上。用治大麻风（白癞）。酒后避风。

神应酒

〔处　　方〕炙茵陈60g•制附子60g•生天雄（均去皮脐）60g•丹参60g•蜀椒60g•踯躅花60g•炙甘草60g•石菖蒲60g•桂心60g•干姜60g•制乌头（去皮脐）60g•独活60g•地骨皮60g•秦艽60g•防风60g•川芎60g•人参60g•当归60g•白术60g•藁本60g•干地黄60g•白鲜皮60g•炙栾荆60g•白酒10L

〔制　　法〕将前23味捣碎，入布袋，置容器中，加入白酒，密封，浸泡7天后，过滤去渣，即成。

〔功能主治〕扶正祛邪，解毒杀虫，祛风止痒。用于大风疾及清风疾。

〔用法用量〕口服：每日空腹服5～10ml，渐渐加饮。

> ❗ **注意事项：忌食热肉面、鸡肉、鱼、牛肉、油腻、果子、陈臭豉汁等物。**

（处方来源）宋·《圣济总录》

〔附　　记〕药渣再添酒浸，味薄即止。

桂枝浸酒方

〔处　　方〕桂枝30g•川芎30g•独活30g•炙甘草30g•川牛膝30g•怀山药30g•制附子30g•炮姜30g•踯躅花（醋拌炒）30g•防风45g•制天雄45g•茵陈45g•制杜仲45g•白术45g•白茯苓60g•蒴藋根60g•猪椒根皮

〔制　　法〕将上药捣碎或切成薄片，入布袋，置容器中，加入白酒，密封，浸泡7~14天后，过滤去渣，即成。

〔功能主治〕温补脾肾，祛风利湿，解毒杀虫，温阳通络。用于大风疾。

〔用法用量〕口服：每次空腹温服10ml，日3夜1服。

处方来源　宋·《太平圣惠方》

麻风药酒

〔处　　方〕防风90g · 当归90g · 秦艽90g · 羌活90g · 苦参90g · 牛膝90g · 白僵蚕90g · 鳖甲90g · 苍术90g · 枸杞子90g · 白茅根90g · 豹胫骨（狗胫骨代）180g · 松节100g · 蓖麻子仁30g · 白酒10L

〔制　　法〕将前14味捣细或切片，入布袋，置容器中，加入白酒，密封，隔水煮2柱香取起，再入水内浸一伏时。过滤去渣，即成。

〔功能主治〕祛风胜湿，凉血解毒。用于麻风。

〔用法用量〕口服：每次服30~60ml，日服3次。

处方来源　明·《外科正宗》

〔附　　记〕临床应用：本方去豹胫骨加蝮蛇5条，另用白酒1L，密封，浸泡1~2个月，取药酒兑入上药酒中，拌匀，效果尤佳。

蛮夷酒Ⅲ

〔处　　方〕独活30g · 丹参30g · 矾石30g · 干地黄30g · 制附子60g · 麦门冬60g · 白芷15g · 鸟啄（笔者用乌药）15g · 乌头15g · 人参15g · 狼毒15g · 蜀椒15g · 防风15g · 细辛15g · 寒水石15g · 牛膝15g · 麻黄15g · 川芎15g · 当归15g · 柴胡15g · 芍药15g · 牡蛎15g · 桔梗15g · 狗脊（《千金翼》作枸杞）15g · 天雄15g · 肉苁蓉18g · 茯神（《千金翼》作茯苓）18g · 金牙18g · 山药18g · 白术

18g • 制杜仲18g • 石楠18g • 款冬花18g • 山茱萸18g • 牡荆子18g • 干姜10g • 芜荑10g • 芫花10g • 柏子仁10g • 石斛6g • 桂心6g • 苏子100g • 赤石脂75g • 白酒10L

〔制　法〕将前44味捣为粗末或切成薄片，入布袋，置容器中，加入白酒，密封，浸泡5~10天后，过滤去渣，即成。药渣晒干研细末，备用。

〔功能主治〕补脾肾，祛风湿，和血脉，解毒杀虫。用于久风枯挛、三十年着床及诸恶风眉毛堕落。

〔用法用量〕口服：每次空腹服5~10ml，渐渐加饮。日饮3次。每次以酒送服散15g。

〔处方来源〕唐·《备急千金要方》

第四节
疟疾用药酒

龙骨酒

〔处　方〕生龙骨末15g • 黄酒100ml

〔制　法〕上药用黄酒煎，至减半，去渣，即成。

〔功能主治〕截疟。用于始发寒热、疟疾初期。

〔用法用量〕口服：趁热尽服，覆被发汗即效。

〔处方来源〕《民间百病良方》

〔附　记〕临床验证，多1次即愈。

鸡蛋清酒

〔处　方〕鸡蛋清1个 • 白酒20ml

〔制　法〕将鸡蛋清用白酒调匀，即成。

〔功能主治〕截疟。用于疟疾、寒热往来、热多寒少。

〔用法用量〕口服：发作前2小时顿服之。

〔处方来源〕《民间百病良方》

秦艽酒Ⅳ

〔处　方〕秦艽30g•鳖甲（醋炙）30g•柴胡30g•常山20g•炙甘草20g•葱白35g•淡豆豉10g•白酒1L

〔制　法〕将7味捣碎或切成薄片，置容器中，加入白酒，密封，置近火处常令微温，浸泡1宿。过滤去渣，即成。

〔功能主治〕截疟。用于劳疟、寒热互作、肌肤羸瘦、身体乏力。

〔用法用量〕口服：每次服10ml，日服3次，或未发时不拘时服之。服后即添酒，至味薄即止。

〔处方来源〕宋•《圣济总录》

酒煎饮方

〔处　方〕常山30g•炙鳖甲30g•青蒿30g•知母10g•白头翁10g•生甘草10g•桂心15g•桃李枝头心7枚•葱薤白各7茎•柴胡10g•白酒适量

〔制　法〕将前10味细切如麻豆大或切片，和匀，备用。每取散15g以白酒20ml煎，浸渍一宿即成。

〔功能主治〕截疟。用于太阳疟、腰痛头重、寒热互作。

〔用法用量〕口服：煎取10ml，去渣，空腹顿服，当吐痰出，再酒煎去渣服。

〔处方来源〕宋•《圣济总录》

黄连酒

〔处　方〕常山45g•黄连45g•白酒2.5L

〔制　法〕将前2味细切，置容器中，加入白酒，密封，浸泡1～3天后，过滤去渣，即成。

〔功能主治〕解毒截疟。用于疟疾反复发作、久治不愈者。

〔用法用量〕口服：每次服30～60ml，日服3次。或发作前服1次，临发时1服。有热当吐，有冷当下。

处方来源 宋·《圣济总录》

常山三甲酒

〔处　　方〕常山90g • 炙鳖甲60g • 炙鲮鲤甲30g • 炙乌贼骨30g • 乌梅60g • 桃仁40g • 竹叶100g • 葱白100g • 豆豉（熬令香）10g • 白酒3L

〔制　　法〕将前9味捣碎或切成薄片，入布袋，置容器中，加入白酒，密封浸泡3～7天后，过滤去渣，即成。

〔功能主治〕截疟。用于疟疾反复发作、久治不愈者。

〔用法用量〕口服：早晨空腹温服10ml，良久取吐，如不吐，至中午以服之；四服如不瘥，隔日更衣前服必愈。

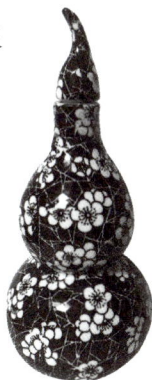

处方来源 唐·《外台秘要》

〔附　　记〕验之临床，确有良效。瘥后10日内，不得吃冷水黏滑、生菜，余如常。

常山酒 I

〔处　　方〕常山90g • 大蒜7瓣 • 白酒500ml

〔制　　法〕将前2味细切，置容器中，加入白酒，密封，浸泡一宿，过滤去渣，即成。

〔功能主治〕截疟，解毒。用于瘴疟、瘴气。

〔用法用量〕口服：温服。须臾时当吐为妙，若早发者，半夜服要令吐。

❗ 注意事项：过时食，一日不得漱口及洗手面，三七日忌食生葱、生菜、肉面及油腻。

处方来源 明·《普济方》

常山酒Ⅱ

〔处　　方〕常山90g • 炙鳖甲90g • 独颗蒜7颗 • 淡竹叶30g • 淡豆豉10g • 苦酒3L

〔制　　法〕将前5味细切片，用苦酒煎至1L，去渣，备用

〔功能主治〕截疟，解毒，散结。用于疟疾。

〔用法用量〕口服：临发随性多少，服尽之，服后当大吐为妙。

> ❗ **注意事项：忌食生葱、生菜。**

> **处方来源**　明·《普济方》

〔附　　记〕验之临床，多1～2次即愈。

常山鳖甲酒

〔处　　方〕常山90g • 鳖甲30g • 炙升麻30g • 制附子30g • 乌贼骨30g • 白酒1.5L

〔制　　法〕将前5味捣碎或切成薄片，入布袋，置容器中，加入白酒，密封，置近火处浸泡1宿，过滤去渣，即成。

〔功能主治〕截疟。用于疟疾反复发作、久治不愈者。

〔用法用量〕口服：每次服20ml，平时日服2次，发时可日服数次。

> ❗ **注意事项：忌食猪肉、生葱、生菜、苋菜。**

> **处方来源**　东晋·《肘后备急方》

〔附　　记〕《外台秘要》谓本方疗乍寒乍热，乍有乍无，山瘴疟。

截疟酒Ⅰ

〔处　　方〕常山30g • 柴胡20g • 黄芩10g • 黄酒500ml

〔制　　法〕将前3味捣碎或切片，入黄酒煎至减半，去渣，即成。

〔功能主治〕截疟。用于寒热往来、疟疾始发。

〔用法用量〕口服：早晨服25ml，欲呕之临发作时服尽剩余药酒。

> **处方来源**　《药酒汇编》

〔附　　记〕验之临床，多2～3次即愈。

截疟酒Ⅱ

〔处　　方〕常山5g • 槟榔3g • 丁香3g • 乌梅1g • 白酒60ml

〔制　　法〕将前4味捣为细末，炒热，将白酒冲入热药中，滚3沸取起，露1宿即成。

〔功能主治〕截疟。用于疟疾久治不愈者。

〔用法用量〕口服：早晨温服，1次顿服。

〔处方来源〕《药酒汇编》

〔附　　记〕验之临床，多1～2次即愈。

截疟酒Ⅲ

〔处　　方〕生姜60g • 细茶60g • 山楂60g • 柴胡60g • 黄酒300ml

〔制　　法〕上药用黄酒和水600ml，煎至减半，露一宿，过滤去渣，即成。

〔功能主治〕截疟。用于疟疾、三日一发等。

〔用法用量〕口服：每日早晨3次温服之。

〔处方来源〕《药酒汇编》

〔附　　记〕又方用独头蒜1颗、生姜3g，以白酒20ml浸泡、捣烂、绞取汁、去渣，于未发时徐徐服之。治胃疟，饥不能食。本方有醒胃截疟之功，故服之生效。

截疟酒Ⅳ

〔处　　方〕常山8g • 草果4g • 黄酒300ml

〔制　　法〕将常山，草果切碎，与黄酒置入陶器中煎沸30分钟后静置1夜，即可服用。

〔功能主治〕除痰截疟。用于疟疾。

〔用法用量〕口服：于发作日早起1次服用。

〔处方来源〕刘长春经验方

〔附　　记〕常山为截疟妙品，配草果可减轻常山副作用，提高了截疟疗效。久病体弱者忌服。

鲮鲤甲酒

〔处　　方〕鲮鲤甲（炙）5枚 • 炙鳖甲3g • 乌贼骨3g • 制附子3g • 常山15g • 白酒250ml

〔制　　法〕将前5味细剉或切片，置容器中，加入白酒，密封，浸泡1～3天后，过滤去渣，即成。

〔功能主治〕截疟。用于瘴疟、南方山岭瘴气、令人寒热发作无时，萎黄肿满、四肢痹弱。

〔用法用量〕口服：疟发前，稍稍服之，勿绝药味也。兼以此酒涂身及手足。服药良久，方可进饮食。

〔处方来源〕宋•《圣济总录》

鳖甲酒Ⅰ

〔处　　方〕炙鳖甲5g • 乌贼骨30g • 制附子30g • 炙甘草30g • 常山30g • 白酒400ml

〔制　　法〕将前5味共研细末或切片，一为置容器中，加入白酒，密封，置近火处加温后，浸泡2宿；或每取散15g，白酒20ml，煎十数沸，露及宿。上2法，均过滤去渣，即成。或将以上各药，加白酒密封浸泡7日即可。

〔功能主治〕截疟。用于寒疟。

〔用法用量〕外用：次日以酒光涂手足及背上，如不发即止；如发即饮此酒10～20ml。

〔处方来源〕宋•《圣济总录》

第五节
破伤风用药酒

乌鸡酒

〔处　　方〕乌雌鸡1只 • 酒10L

〔制　　法〕乌雌鸡去毛嘴脚，破开去肠肚，以酒10L，煮取2L，去渣。

〔功能主治〕治中急风，背强口噤，舌直不得语，目睛不转，烦热苦渴，或身重，或身痒。

〈用法用量〉分3次温服，相续服尽，汗出即愈。不汗者，用热生姜葱白稀粥投之，盖覆取汗。

〈处方来源〉 宋·《圣济总录》

必效酒

〈处　　方〉蒜1kg • 白酒4L

〈制　　法〉用蒜擘破去心顶，以无灰酒煮烂。

〈功能主治〉杀毒止痉。用于金疮中风、角弓反张者。

〈用法用量〉口服：并渣每5合，顿服，须臾，得汗即瘥。

〈处方来源〉 明·《普济方》

枸杞浸酒

〈处　　方〉枸杞子50g • 晚蚕砂（炒）25g • 楮实（炒）50g • 苍耳子（炒）50g • 防风（去叉）50g • 大麻子（炒）50g • 茄子根（洗令净，切细，蒸一复时，须是九月九日采）50g • 牛膝（酒浸，细切）50g • 恶实根（切，炒）50g • 桔梗（剉，炒）10g • 羌活（去芦头，剉）10g • 秦芃10g • 石菖蒲（九节者，剉）10g • 白酒3L

〈制　　法〉上13味药，以夹绢袋盛，用好清酒浸，密封，勿使泄气，7日开取。

〈功能主治〉治中风身如角弓反张，及妇人一切血风（血风：风湿内侵，久之邪毒攻冲，初起肌肉红肿，遍体血泡，或红片，麻木不仁，肿处穿烂，流水不止，面目浮肿，头痛脑裂，手足挛痹。）上攻下注，若久服可光泽容颜，滋润皮肤，祛风益血，增强体力。

〈用法用量〉口服：每次服一盏，空腹温服，饭前、临睡服，常服有酒容。

〈处方来源〉 宋·《圣济总录》

铜屑酒

〔处　　方〕赤铜屑200g•白酒2L

〔制　　法〕熬令极热，投酒中，或以赤铜五斤，烧，纳酒中，百遍。

〔功能主治〕治贼风反折。

〔用法用量〕口服：每次服20～30ml，日服3次。

〔处方来源〕《历代名医良方注释》

〔附　　记〕贼风反折即破伤风强直性痉挛发作，本方用赤铜屑为末，加热后经处理，铜屑难溶或不溶于水或醇，但通过热处理仍然有微量的铜溶出，铜与强直性痉挛和铜与破伤风之间有否关系，有进一步科研的价值，故收载此方供科研工作者研究，治疗破伤风的新药时参考。

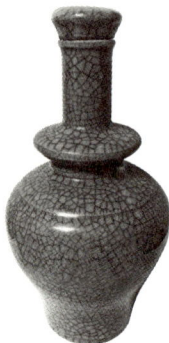

黑豆羌活酒

〔处　　方〕羌活11g•防风10g•黑豆（去皮，炒令熟）30g•黄（米）酒200ml

〔制　　法〕上3味共为粗末，用黄（米）酒浸，置火上候沸即住，去渣，候温。

〔功能主治〕祛风止痉。用于中风口噤、四肢强直、角弓反张。

〔用法用量〕口服：分2次灌服之。

〔处方来源〕《药酒验方选》

豨莶草酒

〔处　　方〕豨莶草200g•白酒500ml

〔制　　法〕水酒各半，速煎。

〔功能主治〕祛风止痉。用于治破伤风。

〔用法用量〕口服：速煎服，被盖缓卧少顷，即可消散，能饮者纯用酒煎尤妙。

〔处方来源〕明•《景岳全书》

蝉衣酒

〔处　　方〕蝉衣15g • 黄酒250ml

〔制　　法〕将蝉衣入黄酒内同煮，若酒少，蝉衣淹没不住，可兑入少
　　　　　　量水同煎，煎后去蝉衣，饮酒。

〔功能主治〕祛风止痉。用于破伤风。

〔用法用量〕口服：分2～3服完。

〔处方来源〕《陕西中医函授》1984，（3）：48

〔附　　记〕破伤风：现代医学的破伤风与中医痉证相似，都以项背强
　　　　　　急，四肢抽搐，角弓反张为主要表现，病情发展较剧，可
　　　　　　危及生命，应以医院急救为主。在急救无效或缺乏医疗设
　　　　　　备及药品的情况下，药酒才是选用对象，但要快速，严格
　　　　　　按照要求配制服用。

　　　　　　该酒始载于（海上方），曾治一患者，发病后注射"破伤
　　　　　　风抗毒血清"，针刺合谷、太冲、大椎、风池等穴，并服
　　　　　　玉真散，病情依旧，遂予该酒，夜间汗出黏稠，次晨，牙
　　　　　　关紧闭、角弓反张等症已除。

第九章 癌症用药酒

第一节
肝癌用药酒

石蝉草酒

〔处　　方〕石蝉草250g • 白酒1L

〔制　　法〕将上药洗净，切碎，装入布袋，扎紧，置于容器中，加入白酒，密封，浸泡10日，即可。

〔功能主治〕祛瘀散结。用于胃癌、食道癌、肝癌、肺癌、乳腺癌等。

〔用法用量〕口服：每次服10～20ml，日服2次。

> 〔处方来源〕民间验方

〔附　　记〕石蝉草为双子叶植物药胡椒科植物石蝉草的全草。其味甘、辛，性凉。有清热润肺，补中益气，散结消肿作用。临床上常用于治疗痈肿疔疮、水肿、跌打损伤、哮喘、结核等。

冰片酒

〔处　　方〕冰片15g • 白酒适量

〔制　　法〕将冰片置于容器中，加入白酒浸泡溶化即成。

〔功能主治〕止痛。适用于晚期肝癌疼痛。

〔用法用量〕外用：痛时用棍棒蘸药酒涂搽疼痛部位，反复涂搽，10～15分钟见效。

> 〔处方来源〕《药酒汇编》

壁虎酒

〔处　　方〕活壁虎5～10条 • 60°白酒500ml

〔制　　法〕将活壁虎置于容器中，加入白酒，密封浸泡7日后即成。酒尽添酒，味薄即止。

〔功能主治〕散结止痛，攻毒杀虫。适用于肝癌等症。

〔用法用量〕口服：每次服10ml，日服2～3次。

处方来源 《药酒汇编》

〔附　记〕《陕甘宁青中草药选》谓本酒适用于食管癌、胃癌。

第二节
胃癌用药酒

黄药子全虫酒

〔处　方〕黄药子300g・虻虫30g・全虫30g・蜈蚣30g・60°白酒1.5L

〔制　法〕将上药研成粗末，装入纱布袋，置于坛中，加入白酒，密封后埋于底下1周后即成。

〔功能主治〕解毒抗癌。适用于胃癌。

〔用法用量〕口服：每次服10～30ml，日服3次，连服3～4周。

处方来源 《段凤舞肿瘤积验方》

猕猴桃根酒

〔处　方〕猕猴桃根250g・白酒500ml

〔制　法〕将猕猴桃根洗净，切成小段，置于容器中，加入白酒，密封浸泡1周后即成。

〔功能主治〕解毒杀虫。适用于消化道癌瘤。

〔用法用量〕口服：每次服15～30ml，日服3次，常服有效。

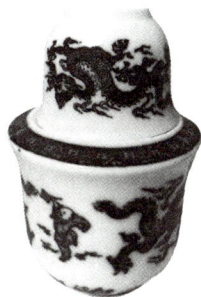

❗ 注意事项：孕妇及体弱者忌服。

处方来源 《偏方大全》

第三节
食管癌

黄药子酒

〔处　方〕黄药子500g • 白酒1.5L

〔制　法〕将黄药子洗净，捣碎，置于容器中，加入白酒，密封，用糠火煨2小时左右，取出待冷，放冷水中浸7日后取出，过滤去渣，即成。

〔功能主治〕软坚散结、凉血止血。适用于食管癌、胃癌、子宫癌等癌症。

〔用法用量〕口服：每次服30ml，日服2次。

处方来源　《药酒汇编》

复方壁虎酒

〔处　方〕壁虎50g（夏季可用活壁虎10条，其作用迅速，效果与干品相同）• 泽漆100g • 蟾皮50g • 锡块各50g • 黄酒1L

〔制　法〕将上药置于容器中（禁用铝铁制品），加入黄酒，密封，每日振摇2次，浸泡5~7日后即成。酒尽添酒，味薄即止。

〔功能主治〕攻毒杀虫。治噎膈，适用于食管癌。

〔用法用量〕口服：每次服25ml，日服3次，饭前半小时服用。天冷时可温服。能进食后，每次饮服再调服壁虎粉2g及蟾皮粉1g。

处方来源　《北京中医史志》

麝香夜牛酒

〔处　方〕麝香9g • 夜明砂60g • 牛黄3g • 白酒150ml

〔制　法〕将麝香、夜明砂、牛黄置于容器中，加入白酒浸泡即成。

〔功能主治〕消炎散结，芳香止痛。适用于食管癌疼痛。

〔用法用量〕适量饮用。

处方来源　《湖北科技》

第四节
肠癌用药酒

抗癌药酒

〈处　　方〉核桃青果100g • 刺五加100g • 白酒500ml

〈制　　法〉将核桃青果、刺五加捣碎，置于容器中，加入白酒，密封浸泡20日后过滤去渣即成。

〈功能主治〉抗癌。适用于肠癌等消化道癌症。

〈用法用量〉口服：每次服10ml，日服2次。

〈处方来源〉《药酒汇编》

海藻水蛭酒

〈处　　方〉海藻30g • 水蛭6g • 黄酒适量

〈制　　法〉将海藻、水蛭共研细末，备用。

〈功能主治〉消除肿瘤。适用于噎膈症、直肠癌等。

〈用法用量〉口服：每取药末2g，加入黄酒50ml煮沸，待温，顿服。每日2次。

〈处方来源〉《药酒汇编》

第五节
鼻窦癌用药酒

天葵子清热酒

〈处　　方〉天葵子200g • 低度米酒500ml

〈制　　法〉将天葵子洗净，置于容器中，加入米酒，每日振摇1~2次，密封浸泡7日，去渣留液即成。

〈功能主治〉清热解毒，疏肝泻火。适用于治疗鼻咽癌。

〈用法用量〉口服：适量饮用。

〈处方来源〉《药酒汇编》

第六节
肺癌用药酒

一枝香酒

〈处　　方〉一枝香60g • 石楠叶30g • 米酒100ml

〈制　　法〉将一枝香、石楠叶用米酒煎煮取汁，备用即成。

〈功能主治〉抗癌。适用于早期肺癌等。

〈用法用量〉口服：每日2剂，1次顿服（温服）。

❗ 注意事项：肺癌晚期者宜慎用。

处方来源　《药酒汇编》

第七节
乳腺癌用药酒

南瓜蒂抗癌酒

〈处　　方〉南瓜蒂2个 • 黄酒100ml

〈制　　法〉将南瓜蒂烧炭存性研末，备用。

〈功能主治〉清热抗癌。适用于乳腺癌。

〈用法用量〉口服：上药1次用黄酒100ml送服，日服2剂。

处方来源　《中国民间百病良方》

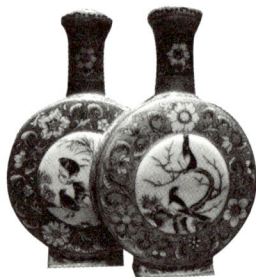

鹿茸草酒

〈处　　方〉鹿茸草15g • 甜酒酿适量

〈制　　法〉将鹿茸草洗净，切碎，捣烂，绞取药汁，与甜酒酿等量混合，即成。

〈功能主治〉清热解毒，祛风凉血。适用于乳腺癌、乳痈等症。

〈用法用量〉口服：每次服1剂，日服3次。

处方来源　《民间百病良方》

鲜橙酒

〈处　　方〉鲜橙8个 • 米酒20ml

〈制　　法〉将鲜橙去皮绞汁，冲入米酒，即成。

〈功能主治〉舒肝，行气，通血脉，止痛。适用于乳腺癌伴有肿块者。

〈用法用量〉口服：每次服1剂，日服2次。

〈处方来源〉《民间百病良方》

海马蜈蚣酒

〈处　　方〉海马10g • 炙穿山甲10g • 蜈蚣6g • 黄酒适量

〈制　　法〉将海马、炙穿山甲、蜈蚣共研细末，备用。

〈功能主治〉软坚散结。适用于乳腺癌。

〈用法用量〉口服：每日3次，每取药末3g用黄酒15ml送服。

⚠ 注意事项：乳腺癌晚期者宜慎用。

〈处方来源〉《药酒汇编》

三橘酒

〈处　　方〉青橘叶15g • 青橘皮15g • 橘核15g • 黄酒250ml

〈制　　法〉将青橘叶、青橘皮、橘核切碎，置于容器中，加入清水及黄酒，煎至200ml，过滤去渣，即成。

〈功能主治〉开郁散结，通络消肿。适用于乳腺癌初期、乳房结核等症。

〈用法用量〉口服：每日1剂，分2次温服。

〈处方来源〉《药酒汇编》

大贝母酒

〈处　　方〉大贝母9g • 核桃仁9g • 连翘9g • 金银花9g • 黄酒100ml

〈制　　法〉将上药捣碎，置于砂锅中，加入清水及黄酒，煎服即成。

〈功能主治〉抗癌。适用于乳腺癌。

〈用法用量〉口服：每次服1剂，日服2次。

〈处方来源〉《药酒汇编》

蟹壳酒

〈处　　方〉生蟹壳数十枚 • 黄酒适量

〈制　　法〉将生蟹壳置于瓦上焙干研成细末，备用。

〈功能主治〉破瘀消积。适用于乳腺癌。

〈用法用量〉口服：每日2~3次，每取药末2g用黄酒30ml送服。

〈处方来源〉《民间百病良方》

第八节
子宫颈癌用药酒

秤砣梨酒

〈处　　方〉秤砣梨30~60g • 白酒500ml

〈制　　法〉将梨洗净，捣碎，置于容器中，加入白酒，密封浸泡15~20日后过滤去渣即成。

〈功能主治〉清热解毒，祛风活血。适用于子宫颈癌、子宫肿瘤等症。

〈用法用量〉口服：每次服10ml，日服2次。

〈处方来源〉《民间百病良方》

第九节
阴茎癌用药酒

蟾蜍酒

〈处　　方〉活蟾蜍5只 • 黄酒500ml

〈制　　法〉将蟾蜍置于容器中，加入黄酒，隔水蒸煮1小时，去蟾蜍取酒，冷藏备用。

〈功能主治〉解毒，止痛，消肿。适用于阴茎癌，肿痛明显者。

〈用法用量〉口服：每次服10ml，日服3次。

〈处方来源〉《民间百病良方》

第十节
甲状腺癌

消
瘿
抗
癌
酒

〈处　方〉黄药子250g • 海藻250g • 昆布250g • 贝母200g • 米酒
（自酿）1L

〈制　法〉将上药捣碎，装入布袋，置于瓦坛中，加入米酒，密封，
以热木灰火煨酒坛24小时，取出，待冷，即成。

〈功能主治〉软坚散结，消瘿解毒。适用于甲状腺癌、诸恶疮及癌肿等症。

〈用法用量〉口服：不拘时徐徐饮用，长令有酒气相续为妙。

> ❗ **注意事项：凡肝炎患者慎用。**

处方来源　《药酒汇编》

第十一节
白血病用药酒

鳗
鱼
酒

〈处　方〉鳗鱼500克，黄酒500ml

〈制　法〉将鳗鱼去内脏，洗净，置于砂锅中，加入清水及黄酒，用
文火炖至熟烂，加少许食盐，即成。

〈功能主治〉补虚损，活血止血。适用于白血病便血，兼消瘦、低热等症。

〈用法用量〉口服：蘸醋随量食用。

处方来源　《民间百病良方》

紫
杉
酒

〈处　方〉紫杉茎皮1kg，黄酒2.5L

〈制　法〉将紫杉茎皮洗净，切碎，置于容器中，加入黄酒，密封浸
泡7日后过滤去渣即成。

〔功能主治〕抗癌。适用于白血病和一切肿瘤。

〔用法用量〕口服：每次服用10ml，日服2次。

〔处方来源〕《民间百病良方》

蟾蜍酒

〔处　　方〕蟾蜍（每只125g）15只•黄酒1.5L

〔制　　法〕将蟾蜍、黄酒共放入瓷罐内封闭，隔水蒸煮2小时，滤出药液即成。

〔功能主治〕解毒抗瘤。适用于各型白血病。

〔用法用量〕口服：成人每日3次，每次饮服15~30ml，饭后服，儿童用量酌减。连续服药直到症状完全缓解，其后维持治疗，服药半个月，间歇半个月。

〔处方来源〕《辽宁中医杂志》

〔附　　记〕用药期间除配合抗感染和支持疗法外，可不用其他抗白血病药物。

生白扶正酒

〔处　　方〕木香6g•红参6g•生黄芪30g•鸡血藤45g•制首乌15g•白酒1L

〔制　　法〕上药粉碎成粗粉或切成薄片，纱布袋装，扎口，置容器中，白酒浸泡14日后取出药袋，压榨取液，将榨得的药液与药酒混合，静置，过滤后即得，备用。

〔功能主治〕补气血，扶正，升高白细胞。用于放疗中出现的白细胞减少症。

〔用法用量〕口服：每次服20ml，日服2次。

〔处方来源〕《民间百病良方》

〔附　　记〕也可作为接触放射性物质的医师、科研人员等的保健品。

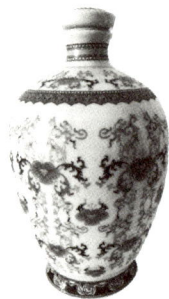

第十章 内科其他疾病用药酒

第一节
奔豚气用药酒

一捻金酒

〔处　　方〕全蝎（炒）30g • 延胡索30g • 川楝子30g • 茴香30g • 制附子15g • 白酒500ml

〔制　　法〕上药共研细末，备用。
或研为粗末，置容器中，加入白酒，密封，浸泡7天后，过滤去渣，即成。

〔功能主治〕散寒，理气，止痛。用于奔豚小肠诸气、痛不可忍。

〔用法用量〕口服：散剂，每取散6g，痛作时用热酒调下，甚者不应再服；酒剂，每次服15～30ml，痛作时服下，2小时再服1次。

〔处方来源〕《普济本事方》

枣子酒 I

〔处　　方〕斑蝥（去头、足、翅）1个 • 红枣1枚 • 白酒适量

〔制　　法〕用肥红枣1枚，劈开去核，塞斑蝥在内，用湿纸包裹，入文火中煨热，去斑蝥不用，留枣待用。

〔功能主治〕健脾，散寒，降逆。用于奔豚气。

〔用法用量〕口服：取枣子细嚼，热白酒送服，空腹服。

〔处方来源〕《类编朱氏集验医方》

第二节
汗症用药酒

四味当归酒

〔处　　方〕当归50g • 熟地50g • 黄芪50g • 五味子30g • 黄酒500ml

〔制　　法〕将前4味捣碎或切成薄片，置容器中，加入黄酒，密封，置温灰中令温取出，浸泡5天后，去渣，即成。

〔功能主治〕活血滋阴，益气固表。用于盗汗。

〔用法用量〕口服：每次服30~60ml，日服3次。

益气补虚酒

〔处　　方〕党参35g • 黄芪35g • 白酒600ml
〔制　　法〕将前2味切碎，置容器中，加入白酒，密封浸泡15天后，即可取用。
〔功能主治〕益气健脾，益肺固表。用于气短乏力、自汗畏风等。
〔用法用量〕口服：每次服15ml，日服2次。

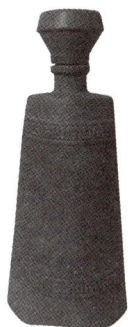

黄芪苦酒方

〔处　　方〕黄芪150g • 芍药（醋炒）90g • 桂心90g • 黄酒240ml
〔制　　法〕将前3味共研细末，备用。或用酒浸泡7日备用。
〔功能主治〕助阳，固表，止汗。用于黄汗，身体肿，发热汗出而不竭，状如风水，汗水沾衣，色黄如药汁，脉自沉。此由汗出水中浴，水入汗孔，从外而得之。
〔用法用量〕口服：每取散15g，用苦酒15ml，煎至七分，一方用苦酒，水各15ml，同煎。煎成去渣，温服之，日服2次。服之当心烦，苦酒阻故也。

第三节
昏厥

苏合香酒

〔处　　方〕苏合香丸1粒 • 白酒10ml
〔制　　法〕将此丸用白酒化服（磨研即得）。
〔功能主治〕解郁辟秽，开窍醒神。用于凡因寒邪或痰湿闭塞气机所引起的突然昏迷、不省人事者。

〔用法用量〕口服：1次1粒。

〔处方来源〕《药酒汇编》

〔附　　记〕《永乐大典》用苏合香丸5粒（有脑子者、炙去脑子）用白酒100ml浸泡1宿，次早温服10ml能除百病，避四时寒邪不正之气。效佳。

桂豉酒

〔处　　方〕桂枝6g•淡豆豉30g•生姜18g•栀子14g•黄酒70ml

〔制　　法〕将前4味捣碎或切成薄片，入黄酒混匀，煎至味出，去渣，待温，即成。

〔功能主治〕温阳救逆。用于突然昏厥、四肢逆冷不温等症。

〔用法用量〕口服：1次灌服之。

〔处方来源〕《药酒汇编》

第四节
神经官能症用药酒

古汉养生酒

〔处　　方〕生晒参20g•黄芪30g•枸杞子30g•女贞子（制）30g•黄精（制）30g•白酒1L

〔制　　法〕将生晒参、黄芪、黄精切薄片，女贞子打碎，并将诸药装入纱布袋里，扎口，置入容器中，以白酒浸泡，密封容器。14日后启封，取出药袋，压榨取液。将压榨液与药酒合并和匀，过滤装瓶，密封备用。

〔功能主治〕补气滋阴。用于头晕目眩、精神萎靡、失眠健忘、腰酸耳鸣、气短乏力、面色萎黄。可用于神经官能症、低血压及各种贫血病人，凡具有上述症状者均可服用。

〔用法用量〕口服：每日早、晚各服10～20ml。

> ⚠️ **注意事项**：属实热证者忌服。

> 〔**处方来源**〕 《药酒汇编》

第五节
湿温用药酒

三仁酒

〔**处　　方**〕杏仁50g • 生苡仁50g • 滑石（另包）50g • 白通草30g • 竹叶30g • 川厚朴30g • 半夏30g • 白蔻仁20g • 江米酒1.5L

〔**制　　法**〕将前8味捣碎或切成薄片，置容器中，加入江米酒，密封，浸泡7天后，过滤去渣，即成。

〔**功能主治**〕清热利湿，宣化和中。用于湿温初起、暑热挟湿、头痛身重、胸闷、食欲不振。

〔**用法用量**〕口服：每次服20ml，日服3次。

> ⚠️ **注意事项**：避风，孕妇忌服。

> 〔**处方来源**〕 清·《温病条辨》

〔**附　　记**〕本方原为汤剂，今改用酒剂，验之临床，常收良效。

藿朴二术酒

〔**处　　方**〕藿香9g • 川厚朴5g • 白术50g • 苍术15g • 生苡仁15g • 黄酒500ml

〔**制　　法**〕将前5味捣碎或切片，置容器中，加入黄酒，密封，隔水煮沸后，浸泡1~2宿后，过滤去渣，即成。

〔**功能主治**〕健脾燥湿，宣化表湿。用于脾虚湿停，兼感外邪之证。兼治中湿。

〔**用法用量**〕口服：每次服50~80ml，日服3次。

> 〔**处方来源**〕 《药酒汇编》

藿朴夏苓酒

〔处　方〕藿香6g • 泽泻6g • 半夏6g • 赤茯苓9g • 猪苓9g • 淡豆豉9g • 杏仁9g • 蔻仁3g • 川厚朴3g • 生苡仁12g • 黄酒400ml

〔制　法〕将前10味捣碎或切成薄片，用黄酒加水400ml煎至减半，过滤去渣，即成。

〔功能主治〕芳香淡渗，宣化湿热。用于湿温初起、身热倦怠、胸闷口腻不渴、苔白滑。

〔用法用量〕口服：每日1剂，日服2～3次。

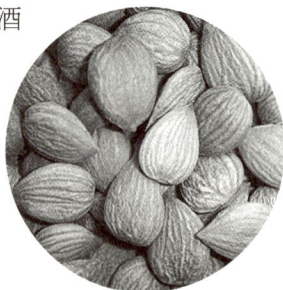

〔处方来源〕《药酒汇编》

第六节
食物中毒用药酒

芦苇根酒

〔处　方〕芦苇根250g • 黄酒500ml

〔制　法〕将上药洗净、切细，用黄酒和水100ml，煎至60ml，去渣，即成。

〔功能主治〕解毒杀虫，利小便。用于食用鱼蟹中毒等。

〔用法用量〕口服：每日1剂。

〔处方来源〕《民间百病良方》

苦参解毒酒

〔处　方〕苦参45g • 生甘草15g • 白酒500ml

〔制　法〕将上药用白酒煎至减半，过滤去渣，即成。

〔功能主治〕引吐解毒。用于食物中毒。

〔用法用量〕口服：任意随量饮之，得吐则愈，不吐再饮或探喉引吐之。

〔处方来源〕《药酒汇编》

解酒毒方

〈处　方〉①柑子皮（洗焙干）；②豆豉、葱白各等份；③松菜子；④干蔓青根（三蒸候干）；⑤柏子仁、大麻子仁各等份；⑥葛根汁（或枇杷叶汁）；⑦葛花、小豆花各等份。

〈制　法〉上七方，①～⑤方任选一方研细末，每取9～15g，水煎服；⑥方捣烂取汁服；⑦方研细末，每取9g，用温酒调服之。

〈功能主治〉解酒毒。用于醉酒。

〈用法用量〉口服：按上法服之。

〔处方来源〕《民间百病良方》

〈附　记〉①～③方为治疗方，④～⑦方为预防方。但多具双重作用，仅作用侧重不同而已。

第七节
阳脱症用药酒

桂枝酒I

〈处　方〉桂枝60g • 白酒200ml

〈制　法〉将桂枝切碎，用白酒煎至减半，去渣即得。

〈功能主治〉温经，助阳，固表。用于脱阳症。

〈用法用量〉口服：每日1剂，分2次服用。

〔处方来源〕明·《普济方》

〈附　记〉本药酒用于因热性病汗出过多，或男子因性交而发生的虚脱。

葱白酒

〈处　方〉葱白（连须）7茎 • 白酒150ml

〈制　法〉将葱白洗净切细，入白酒，煎至减半，去渣即得。

〈功能主治〉发表，返阳，解毒。用于脱阳症。

〈用法用量〉口服：分3次灌服。饮尽阳气即回。

〔处方来源〕 明·《普济方》

〔附　记〕本药酒用于四肢虚冷、元气不足、不省人事等症，如上法用之，效果亦佳。

第八节
癥瘕用药酒

二香酒

〔处　方〕制香附60g • 元胡30g • 炒白术30g • 焦三仙90g • 青皮15g • 槟榔15g • 青木香15g • 白酒1.5L

〔制　法〕将前7味切片，入布袋，置容器中，加入白酒，密封，浸泡7天后，过滤去渣，即成。

〔功能主治〕行气化积。用于瘕证，按之有形、聚散无常、痛无定处。

〔用法用量〕口服：每次服10～20ml，日服3次。

〔处方来源〕《中国药酒配方大全》

大黄庶虫酒

〔处　方〕大黄30g • 庶虫6g • 虻虫6g • 水蛭6g • 三棱9g • 莪术9g • 杏仁9g • 清半夏9g • 白酒500ml

〔制　法〕将前8味捣碎，入布袋，置容器中，加入白酒。密封，浸泡7日后，开封取用。服后添酒，味薄即止。

〔功能主治〕活血化瘀，消癥化积。用于癥瘕，腹中有块，坚硬不移，痛有定处者。

〔用法用量〕口服：每次服15～30ml，日服3次。

❗ 注意事项：孕妇忌服，年老体弱者慎用。

〔处方来源〕《中国药酒配方大全》

牛膝元胡酒

〔处　方〕川牛膝500g • 元胡100g • 白酒1.5L

〔制　法〕将前2味切碎，置容器中，加入白酒，密封，浸泡7天后，或置热灰中令温，令药味出，即可取用。用时过滤去渣，即成。

〔功能主治〕活血导浊，理气止痛。用于猝暴腹中刺痛，昼夜啼。

〔用法用量〕口服：每次服50～100ml，或随量服之，日服2次。

〔处方来源〕《药酒汇编》

桂心酒 II

〔处　方〕桂心12g • 牡丹皮12g • 赤芍12g • 牛膝12g • 干漆12g • 土瓜根12g • 牡砺12g • 吴茱萸10g • 大黄9g • 黄芩6g • 干姜6g • 蛀虫20枚 • 庶虫7枚 • 蛴螬7枚 • 水蛭7枚 • 乱发灰（血余炭）8g • 细辛3g • 僵蚕5枚 • 大麻仁30g • 灶突墨30g • 干地黄18g • 虎杖根15g • 鳖甲15g • 奄闾子20g • 白酒2L

〔制　法〕将前24味共为粗末，入布袋，置容器中，加入白酒，密封，浸泡7～10天后，过滤去渣，即成。

〔功能主治〕活血化瘀，温经燥湿，通经化结。用于月经不通形成癥瘕。

〔用法用量〕口服：每次服20～40ml，日服2次。

〔处方来源〕唐·《备急千金要方》

蒴翟根酒

〔处　方〕蒴翟根100g • 白酒300ml

〔制　法〕将上药洗净，细切，置容器中，加入白酒，密封，浸泡3～5天后即可取用；若欲速得服，可置于热灰中令微温，令药味速出，浸1宿即可取之。用时过滤去渣，即成。

〔功能主治〕化癥消积。用于猝暴微，腹中有物，坚如石，痛欲死。

〔用法用量〕口服：每次温服50～100ml，日服3次。药酒尽复作服之。

〔处方来源〕明·《普济方》

第九节
疬癖用药酒

化癥回生酒

〈处　　方〉化癥回生丸1粒 • 白酒30ml

〈制　　法〉取上药用白酒化开（磨研）调匀，备用。

〈功能主治〉化瘀消癥。用于疟母（脾肿大）、癥块、妇女瘀滞痛经、经闭、产后瘀滞腹痛及跌打损伤瘀滞作痛。

〈用法用量〉口服：每日1剂，分2次服之。

> ❶ 注意事项：孕妇忌服。

> 处方来源　《中国药酒配方大全》

传尸酒

〈处　　方〉猪胰（细切、洗净）1具 • 青蒿叶（不拘多少）• 桂心末20g • 白酒250ml

〈制　　法〉将白酒微火温之，趁热纳猪胰中，和青蒿叶相共暖使消尽，又取桂心末内酒中，和匀，去渣，即成。

〈功能主治〉补虚消胀。用于丈夫疬癖两胁虚胀，变为水气。

〈用法用量〉口服：每日平旦、午时、夜间空腹各服10ml。

> ❶ 注意事项：忌食热面、油腻等物。

> 处方来源　明·《普济方》

疬癖酒

〈处　　方〉紫苏90g • 牛膝90g • 丹参90g • 紫菀90g • 橘皮90g • 生姜180g • 生地黄120g • 防风120g • 香豉300g • 大麻仁150g • 白酒10L

〈制　　法〉将前10味捣碎或切成薄片，入布袋，置容器中，加入白酒，密封，浸泡7日后，过滤去渣，即成。药渣再添酒浸。

〔功能主治〕散寒，理气，和血，涤痰。用于痃癖、不能食。

〔用法用量〕口服：每次温服10～15ml，日服2次。

> **!** 注意事项：忌芜荑。

〔处方来源〕明·《普济方》

第十节
再生障碍性贫血用药酒

人参枸杞酒Ⅱ

〔处　　方〕人参20g • 枸杞子350g • 熟地黄100g • 冰糖400g • 白酒5L（或按剂量缩小至1/20～1/10配制）

〔制　　法〕将人参烘软切片，枸杞子去杂质，与熟地黄一同入布袋，备用。冰糖入锅中，加水适量，加热至溶化煮沸，炼至黄色时，趁热用纱布过滤去渣，备用。白酒置酒坛内，将药袋投入坛内，加盖密封，浸泡10～15日，每日搅拌1次，浸泡至药味尽淡；去药袋，再过滤，加入冰糖浆搅匀，再静置，过滤，澄明即可服用。

〔功能主治〕滋阴补血，乌须发，壮腰筋，明目，活血通络，清热生津。用于各种虚症劳损（贫血）、营养不良、神经衰弱、糖尿病、头晕目眩、失眠乏力、食少盗汗、腰膝酸痛等症。

〔用法用量〕口服：每次服10～20ml，日服2～3次。

〔处方来源〕《中国药膳学》

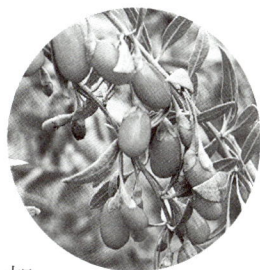

广西首乌酒

〔处　　方〕首乌40g • 大枣40g • 黄精40g • 金樱子肉100g • 黑豆（炒）100g • 白酒3L

〔制　　法〕将药物切片与白酒一起置入容器内，密封浸泡30日以上，过滤即成。

〈功能主治〉补肝肾，行气活血。用于心力衰弱、贫血、身体羸弱、须发早白。

〈用法用量〉口服：每次服20ml，每日早、晚各服1次。

〈处方来源〉《临床验方集》

长春百岁酒

〈处　方〉黄芪20g・党参20g・白术20g・茯苓20g・红枣20g・当归20g・川芎20g・生地黄20g・熟地黄20g・山萸肉20g・麦门冬20g・枸杞子20g・五味子20g・蜂王浆20g・防风20g・羌活20g・陈皮20g・肉桂8g・白糖100g・白酒3.5L

〈制　法〉以上各药捣碎或切成薄片，入布袋，置容器中，加入白酒，密封，浸泡7日后，过滤去渣，即成。药渣再添酒浸。

〈功能主治〉补益元气，滋养阴血，补心强神。用于贫血、面色光白、精神萎靡、少气懒言、声低气怯、眩晕耳鸣、记忆力减退、不耐思索、脉沉无力。

〈用法用量〉口服：每次服10～20ml，日服2次。

注意事项：凡阴虚内热及外感邪实者忌服。

〈处方来源〉《浙江省出口产品》

〈附　记〉颇适宜于养老益智者常服。

虫草黑枣酒

〈处　方〉冬虫夏草30g・黑枣30g・白酒500ml

〈制　法〉将前2味捣（切）碎或切成薄片，入布袋，置容器中，加入白酒，密封，浸泡3日后，过滤去渣，即成。药渣再添酒浸，置容器中，加入白酒，密封，浸泡60日后，过滤去渣，即成。

〈功能主治〉补虚益精，强身健体。用于贫血、身体虚弱、虚喘、吐血、食欲缺乏。

〔用法用量〕口服：每次服20ml，日服2次。

⚠ 注意事项：感冒发热者忌服。

〔处方来源〕《药酒汇编》

当归酒Ⅳ

〔处　　方〕当归60g • 白酒700ml
〔制　　法〕将当归切成薄片，置容器中，加入白酒，密封，置阴凉处，每日摇晃数下，浸泡7天后，过滤去渣，静置澄明，即可饮用。
〔功能主治〕补血，活血，调经，止痛。用于贫血、血虚头痛、眩晕、肠燥便秘、月经不调、痛经、闭经、产后瘀滞腹痛、风湿痹痛等。
〔用法用量〕口服：每次温服20～30ml，每日早、中、晚各服1次。

⚠ 注意事项：凡湿阻中满及大便溏泄者忌服。

〔处方来源〕《验方新编》

壮血药酒

〔处　　方〕鸡血藤25g • 当归25g • 黑老虎12g • 制何首乌12g • 五指毛桃30g • 骨碎补16g • 炒白术30g • 炙甘草20g • 50°白酒2L
〔制　　法〕先将鸡血藤、黑老虎、骨碎补、五指毛桃蒸2分钟时侯冷，与其余4味混匀，置容器中，加入白酒，密封，浸泡35～45天后，过滤去渣，即成。
〔功能主治〕补气血，通经络，壮筋骨，健脾骨。用于贫血、病后体质虚弱、腰膝酸痛、妇女带下、月经不调等。
〔用法用量〕口服：每次服15～20ml，日服2次。

〔处方来源〕《药酒汇编》

寿尔康酒

〔处　方〕人参50g · 黄芪（蜜炙）100g · 茯苓150g · 白术（炒）150g · 灵芝50g · 黄精（制）150g · 制首乌150g · 佛手100g · 五味子50g · 白酒8L

〔制　法〕以上各位切成薄片，加酒，密闭浸泡7日，即可。

〔功能主治〕大补气血，健脾益肾，养心安神，抗老延寿。用于贫血、眩晕、健忘诸症。

〔用法用量〕口服：每次温服10～15ml，日服2次。

⚠️ **注意事项：凡外感发热及温热病患者忌服。**

処方来源 《中国基本中成药》

〔附　记〕验之临床，本药酒有较好的治疗和养生保健作用。凡年老体弱、气血不足而目眩晕不寐、健忘惊悸、贫血者，服之有很好的治疗作用。常服此酒，能使精血充实，脾土健旺、须发不白、耳聪目明、容颜不衰、健康长寿。

金芍玉液酒

〔处　方〕人参18g · 熟地黄24g · 玉竹24g · 桑椹24g · 麦冬24g · 白芍24g · 枸杞子24g · 白术18g · 黄芪18g · 茯苓18g · 丹参18g · 陈皮12g · 红花12g · 川芎12g · 甘草12g · 党参20g · 玫瑰花4g · 白酒5L · 蔗糖1.8kg

〔制　法〕将前17味加工成细粉，混匀，按渗漉法，用白酒作溶剂，浸渍48小时，渗漉取汁。蔗糖加水适量，煮沸溶解与渗漉液合并，混匀，加冷开水至10L，静置，滤过，分装备用。

〔功能主治〕补益气血，柔肝通络。用于凡因气血不足而致心悸气短、自汗、健忘、少寐、头晕眼花、耳鸣、筋肉酸痛、爪甲不荣、倦怠乏力、食欲不振、懒言声低、四肢麻木、遗精早泄、舌质淡、苔薄白、脉虚大无力等症。可用于虚损贫血。

〔用法用量〕口服：每次服15～30ml，日服3次。

⚠️ **注意事项：阴虚火旺者忌服；孕妇慎饮；感冒时应停饮。**

処方来源 《湖北省药品标准》

〈附　　记〉凡有气血肾虚、虚损亏血、眩晕健忘，兼见四肢麻木、疼痛，或痿躄不用者，先用本药酒，较为恰当。

枸杞药酒Ⅱ

〈处　　方〉枸杞子250g • 熟地黄50g • 黄精50g • 百合25g • 远志25g • 白酒5L • 白糖500g

〈制　　法〉将前5味切成薄片，置容器中，加入白酒和白糖，密封浸泡，15天后药性析出，过滤去渣即成。

〈功能主治〉滋补肝肾，养血益精，宁心安神，健脾益肺。用于精血不足、肝肾阴虚之失眠多梦、心悸、眩晕、健忘、体倦神疲、头昏耳鸣、口干津少、面色不华、舌质偏红、脉细数者。也用于贫血、失眠、健忘、眩晕等症。

〈用法用量〉口服：每次空腹服10～15ml，日服2次。

> ❗ **注意事项：凡痰湿内盛者忌服。**

🔵 《吉林省药品标准》

桂圆补血酒Ⅱ

〈处　　方〉制何首乌125g • 鸡血藤125g • 桂圆肉125g • 白酒1.5L

〈制　　法〉先将前2味切成小块，桂圆捣碎，同登容器中，加入白酒，密封，浸泡10天后，过滤去渣即成。

〈功能主治〉补髓填精，养心宁神。用于贫血、神经衰弱及须发早白等症。

〈用法用量〉口服：每次服20～30ml，日服2次。

🔵 《药酒汇编》

健身药酒Ⅱ

〈处　　方〉女贞子30g • 菟丝子30g • 金樱子30g • 肉苁蓉30g • 黄精（制）30g • 熟地黄35g • 当归50g • 锁阳60g • 淫羊藿60g • 远志60g • 炙甘草15g • 制附子45g • 黄芪80g • 蚕蛾12g • 鸡睾丸25g • 白酒5L

〈制　　法〉先将鸡睾丸和蚕蛾置容器中，加入白酒3L，密封，浸泡70

日后取上清液；其余13味捣碎，置容器中，加入白酒1L，密封浸泡45~50日后，取上清液。再将两种酒液合并，混匀，滤过即得。

〔功能主治〕提神补气，壮腰固肾。用于贫血萎黄、身体虚弱、头晕目眩、健忘疲倦、夜多小便、食欲缺乏等。

〔用法用量〕口服：每次服30ml，日服2次。

处方来源　《药酒汇编》

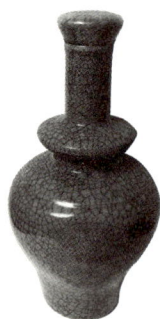

桑椹杞圆酒

〔处　　方〕椹15g•红枣15g•枸杞子15g•桂圆肉15g•白酒500ml

〔制　　法〕将前4味捣碎或切成薄片，置容器中，加入白酒，密封，每日振摇1次，浸泡14日后，过滤去渣，备用。

〔功能主治〕滋阴补血。用于贫血、头晕目眩、心悸气短、四肢乏力、腰膝酸软、神经衰弱等。

〔用法用量〕口服：每次服20~30ml，日服2次。

处方来源　《药酒汇编》

第十一节
中恶用药酒

二石酒

〔处　　方〕磁石60g•石菖蒲30g•黄酒300ml

〔制　　法〕将磁石加水400ml，煎至100~150ml，再入菖蒲，黄酒同煎至300ml，去渣即成。

〔功能主治〕镇惊安神，清心开窍。用于骤见怪异而受惊恐所致手足逆冷、精神恍惚，甚则口噤等症。

〔用法用量〕口服：每次服100ml，日服3次。

豆黄酒

〔处　　方〕大豆（炒香）50g • 鸡子黄1枚 • 白酒200ml
〔制　　法〕将大豆趋热投入酒中，再加入蛋黄，搅匀即得。
〔功能主治〕解毒和中。用于猝然中恶。
〔用法用量〕口服：1次顿服，探喉引吐。

〔处方来源〕　明·《本草纲目》

吴茱萸酒Ⅰ

〔处　　方〕吴茱萸50g • 生甘草15g • 白酒250ml
〔制　　法〕将前2味切碎，置容器中，加入白酒，密封，隔水煮沸，取出待冷，浸泡一宿，去渣即成。
〔功能主治〕温中解毒。用于中恶心痛。
〔功能主治〕口服：每次服30ml，日服3次。

〔处方来源〕　《民间百病良方》

桂心栀豉酒

〔处　　方〕桂心10g • 生姜30g • 栀子15g • 豆豉5g • 白酒500ml
〔制　　法〕将药捣碎或切成薄片，用白酒微火煮，然后去渣。
〔功能主治〕温中，解毒。用于中恶，呼吸急促，难以为继。
〔用法用量〕口服：令病人一次服完，引起呕吐更佳。

〔处方来源〕　唐·《外台秘要》

〔附　　记〕中恶：指突然发生的手足冰冷、肌肤起栗、头面青黑、神智不清，或错言妄语、牙关紧闭，或头旋晕倒、昏迷不醒的病症。

盐酒

〔处　　方〕食用盐30g • 白酒50ml
〔制　　法〕将盐用青布裹，烧赤后，纳入酒中，调和即得。

〔功能主治〕引吐解毒。用于中恶心痛，或连腰脐。

〔用法用量〕口服：1次顿服，令吐恶物。

处方来源 明·《本草纲目》

第十二节
中暑用药酒

十滴水

〔处　方〕大黄20g•小茴香10g•桂皮10g•辣椒5g•干姜25g•樟脑25g•薄荷油25ml（或桉叶油12.5ml）•白酒1L

〔制　法〕将前5味捣为粗粉或切成薄片，混匀，用白酒作溶角解媒，按渗滤法渗滤，至渗出的滤液达800ml，即停止渗滤，药渣压榨出余液，与渗滤液合并，加樟脑（应先置研钵中加白酒湿润后研细）与薄荷油，振摇或搅拌使之溶解，置阴凉处静置过夜，如有沉淀，则用棉花滤去再添加白酒1L。分装备用。

〔功能主治〕导浊，清暑，开窍，止痛。用于中暑引起的头晕、恶心、腹痛、肠胃不适等症。

〔用法用量〕口服：每次服5ml，小儿酌减。

> ❗ 注意事项：孕妇忌服。

处方来源 《中药制剂汇编》

〔附　记〕本方加甘油（2：1）混匀，涂搽红、肿、痒处，日搽数次，可预防冻疮。验之效佳。

苹果酒

〔处　方〕苹果10g•山楂5g•白酒250ml

〔制　法〕先将前2味洗净、晾干，捣碎，置容器中，加入白酒，密封，浸泡7～10天后过滤去渣即得。

〈功能主治〉温中燥湿，化积消食，通气理中。用于消化不良、脘腹胀满、反胃食积等症。

〈用法用量〉口服：每次服10～15ml，日服2次。

〈处方来源〉《民间百病良方》

〈附　　记〉验之临床，多收良效。本方对于脾虚湿聚、食滞中脘者尤宜。

杨梅酒 Ⅱ

〈处　　方〉杨梅500g · 白酒80ml

〈制　　法〉将杨梅洗净加白糖（或酒成后加入），共装入瓷罐中捣烂，加盖（不密封，稍留空隙），7～10天自然发酵成酒。再用纱布绞汁，即成约12°的杨梅露酒，然后倒入锅中煮沸，待冷装瓶，密闭保存。时间越久越好。

〈功能主治〉防暑止泻。用于预防中暑，并有止泻之功。

〈用法用量〉口服：每次服50ml，日服3次。

〈处方来源〉《偏方大全》

〈附　　记〉夏季饮用最宜。

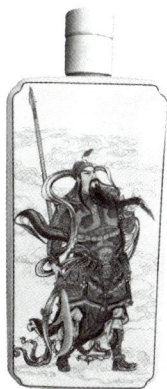

胡麻酒

〈处　　方〉胡麻子200g · 生姜60g · 生龙脑叶20g · 黄酒500ml

〈制　　法〉渍麻子，煎熟，略炒，加生姜、龙脑叶，同入炒，细研，置容器中，加入黄酒，密封，浸渍7天后，过滤去渣，即成。

〈功能主治〉解暑热。用于预防中暑。

〈用法用量〉口服：盛夏正午每服50～100ml。

〔处方来源〕 《民间百病良方》

〔附　　记〕 服后清风飒然，绝无暑气，确有预防中暑之效。

痧药水

〔处　　方〕 苦竹瘤60g • 樟脑60g • 白酒1L

〔制　　法〕 将苦竹瘤切成薄片后，与樟脑同置密闭容器内，按浸渍法浸渍10～15天，制成酊剂1L，即得。

〔功能主治〕 清暑化湿浊。用于中暑引起的头晕、恶心、腹痛、肠胃不适等。

〔用法用量〕 口服：每次服5ml，用冷开水送服。

〔处方来源〕 《中药制剂汇编》